Ⓢ新潮新書

岡田斗司夫
*OKADA Toshio*

# いつまでもデブと思うなよ

227

企画・プロデュース　木原浩勝

# いつまでもデブと思うなよ ● 目次

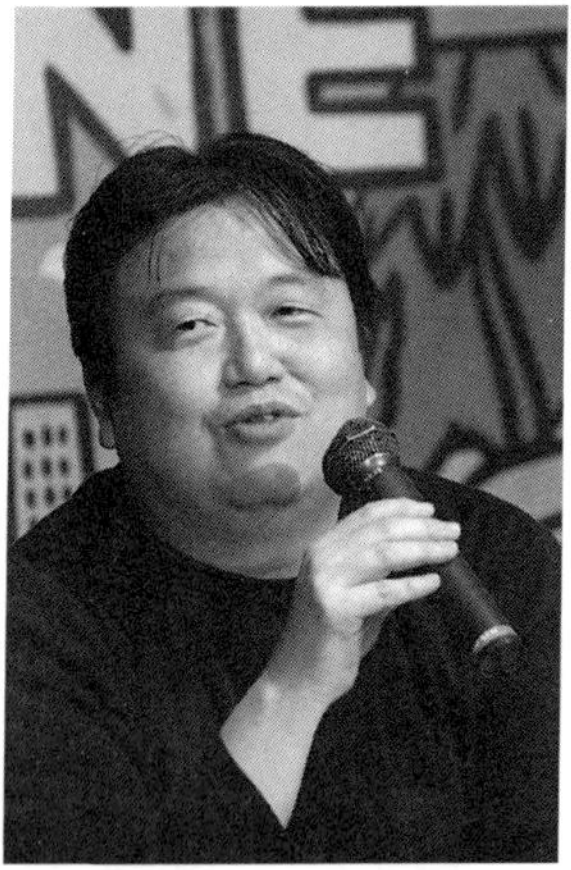

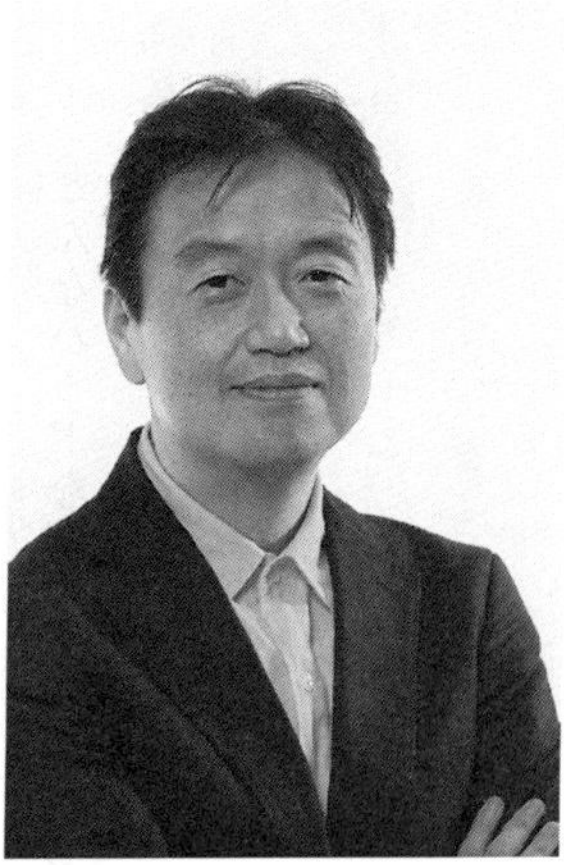

１年前の筆者（左）と現在の筆者（右）

# 序　章　一年で五〇キロやせたよ

一年でマイナス五〇キロ。

そう、私は一年で五〇キロの減量に成功した。体重が一一七キロから六七キロへ。一年前には、自分でも想像もしていなかった変化だ。

周りの誰もが「どんなハードなダイエットをしたんですか?」「どんな奥の手を使ったんですか?」と私にきいてくる。みんなが知らないようなことは、なに一つしていない。

お金がかかるようなことも、なにもしていない。苦しいことも痛いこともしていないし、「〇〇ばっかり食べる」みたいなこともしていない。

絶食したわけじゃない。脂肪吸引もしていない。スポーツジムにも通っていない。特殊なサプリメントを飲んだわけでもない。ロデオボーイも、サウナスーツも買っていない。エステに通ったわけでもない。ダイエットフードも食べていない。

「でも苦しかったんでしょ?」と聞かれると、返事に困る。

実はこの一年、ダイエットに関して、辛(つら)いことより楽しい思い出の方が多い。ダイエットに成功したことのない人にはわからないかもしれない。でも、ガンガンやせていくにつれて変わっていく自分。変わっていく周りの見る目。この上なく楽しく、エキサイティングな体験なのだ。

特に週一キロずつ減り始めた去年の九月から三ヶ月間の変化は想像を絶していた。毎週、ベルトの穴が一つずつ縮む。毎月、ズボンやシャツや下着を買いなおす。どんどん体が軽くなっていく。走っても息が切れなくなる。階段を駆け上れるようになる。四八歳という中年男性にとって、これはまるで自分がスーパーマンにでもなっていく気分だ。おおげさでなく、「若返るとはこういうことか!」と感動の毎日である。

周りの見る目も変わってくる。

「実はダイエットしてるんですよ」と周囲に告げても、反応はいつも同じ。

「そういえば少しやせたんじゃないですか?」「岡田さんは、太ってる方がキャラに合ってますよ」とおせじ半分、慰め半分だった。

ところが二五キロ以上やせた頃から、がぜん周囲の反応が違ってくる。本気度が高くなる。

「まるで別人ですね!」「遠目に誰だかわからなかったです」

そして、いまや毎日のように、真剣に尋ねられるのがコレだ。

「どうやったらそんなにやせられるんですか?」

そういう人たちに「ダイエットは楽しい」と言うと、驚かれる。

みんなダイエットは、やせた体を手に入れるその瞬間まで、苦しいことの連続だと思っている。一日も早く苦しいダイエットなんか終えて、美味(おい)しいものを食べたい。きっと本書を手に取っているほとんどの方も、そう考えているのではないだろうか?

しかし、そんな考えでダイエットしていると、半年~一年も続けることはできない。

そして半年~一年続かないダイエットは、絶対に例外なくリバウンドする。

ダイエットを苦しい、と思うから逃げたくなる。

逆だ。ダイエットは面白い。

こうすれば効果的だとか、こうすれば食べたいものを食べても影響ないとか、自分で工夫をする。それがうまくいけば、楽しい。「また体重が減った！」とワクワクする。

たとえば旅行だって、目的地だけがすべてじゃない。

「グランドキャニオンを見たい」とする。グランドキャニオンに立って、絶景を眺めているときは、もちろん最高に楽しい。でも、それまでの旅がめんどうで、苦痛なもののはずはない。はじめての旅ならなおさらだ。

トラベラーズチェックに換金する。飛行機の便名が決まる。ロスで一泊するホテルを選ぶのも、レンタカーを借りるのも、ワクワクする。

現地にいけば、通り過ぎる街も、お土産ショップでも、ホテルでも、ただのファーストフード店でも楽しいことはいっぱいある。帰国してから写真を見ると、目的地・グランドキャニオン以外に、いろんな思い出の場所が写っているはずだ。

ダイエットも同じことなのだ。「ついにやせた自分」というのは、もちろん素敵な目的だ。でも、その目的以外が辛くて苦しいなんてこと、あるわけがない。

もちろん、多少うまくいかないで、試行錯誤するときもあるだろう。でもダイエットに成功してしまえば、それすらも楽しい思い出になってしまう。

旅先で英語が通じず、苦労した話のようなものだ。後から思えば、笑い話になる。

ダイエットは楽しいのだ。

ダイエットに関して、最も間違った考え方は、「ダイエットは辛い」というイメージだ。

辛いと思うから、一日も早くダイエットを終わりたいと思って、より効果がありそうな、極端なダイエットに耐える。次々とガマンすることを増やす。あげくに辛くなりすぎて、途中で自暴自棄になり、ガマンしていた分まで思い切り食べる。そしてリバウンドする。「失敗の連鎖」の典型例だ。

何もかもガマンしないとやせられない？

それは、ウソだ。

ダイエットを始めると、最初、まわりが親切心から、様々な情報を教えてくれる。

「体重を落とすだけじゃだめ。運動して筋肉をつけないと」「カロリー計算なんかめんどう。できっこない」「ダイエットに失敗するとリバウンドしやすく、太りやすい」

こういう情報は、一般論としてはすべて正しいのだろう。しかし、あなたがやせるためには何の役にもたたないゴタクだ。

さっきみたいな助言や、世に流通するダイエット法の大半は、実は「もともとスリムな人が、そのスリムさを維持するために行っているダイエット法」である。

夕食をサラダだけにする。一日一時間、有酸素運動をする。そんなことが続けられるなら、はじめから太ったりするはずがない！

「夕食をサラダだけでガマンできる人」や「毎食、豆や野菜や魚だけで満足できるような人」は、スリムで当たり前なのだ。そういう〝健康オタク〟たちに、私たちのような「やせたいけどやせられない人」が話を聞いてもムダだ。

すでにスリムな人が体型を維持する方法と、私たちが求めている一〇キロ、二〇キロ、三〇キロやせるためのダイエット法とは、根本的に違うのだ。

同じく私たちには、〝筋肉オタク〟たちの提唱する「要するに筋肉を鍛えて基礎代謝を上げないとね！ さぁハッスルハッスル！」みたいな体育系ダイエットも無理がある。

そりゃ毎日、一時間も走ったりエアロビしたりすりゃやせるだろう。私もその効果は否定しない。否定しないどころか、「毎日、一時間も有酸素運動をすれば絶対にやせる」という意見には全面的に賛成だ。

でもね、その頑張りはいつまで続くだろうか？

毎日一時間運動すればやせる。ということは、だ。運動をやめてしまえばリバウンドする、ということなのだ。もとからあまり運動が好きでない人が、いつまでも運動を続けられるわけがない。

ダイエットは、シンプルでとにかくやせることに主眼をおいたものであるべきだ。そして、とても大切なことは、六ヶ月でも一年でも続けられるダイエットであること。一キロや三キロ程度のダイエットならともかく、私のような一〇キロ以上も減らす、いわば〝メガ・ダイエット〟は「持続がラクチンなこと」がなにより大切なのだ。

実は、どんなダイエットをしても、最初はみるみるやせる。少なくとも本になって売られているようなダイエット法なら、どんなものでも効果がある。

書かれてあるとおりに実行すれば、絶対にやせられる。問題は、その努力が一～三ヶ月しか続かないことだ。そこで停滞期が訪れ、みんな挫折する。

『ワシントン・ポスト』の調査によると、アメリカでは過去七〇年間で、二万六〇〇〇種のダイエット法が発表されたそうだ。それらのダイエット法で成功した人は、二〇〇人のうち一〇人。つまり成功率は五%。

この場合の〝成功〟というのは、いちおう「目標体重に達した人」という意味だ。一〇〇人のうち九五人が目標体重に達する前に挫折する。理由は「ダイエットを続けられないから」。

そして、わずか五%の「成功者」の中でも、その後も体重の維持に成功した人は、二〇〇人のうちでわずか一人。たった〇・五%しかいない。

ところが、どんなダイエット法であれ、最初の一〜三週間に限れば、ほとんどの人が成功している。ダイエットとは、はじめるときは効果が出やすい。やがて数週間〜二ヶ月程度で停滞期が訪れる。この期間中に九〇%以上の人がダイエットをやめてしまう。

つまりダイエットの失敗というのは「やせないこと」ではなく、「続けられないこと」なのだ。いかに持続することが難しいかがわかる。

実は私は、これまでに既に二回、ダイエットに成功し、それから失敗している。それぞれ、まわりの人が驚く程度にはやせられた。一回目はマイナス一五キロ、二回目はマイナス二〇キロだから、立派な成果だ。

しかしリバウンドした。続けられなかったのだ。

その結果、学んだこと。「続けられないダイエットは意味がない」「ガマンだけで楽しくなければ、人間は続けることはできない」

続けること。これが、ダイエットにとって最大の課題なのだ。

私が最初に行ったダイエット法は、いわゆる「ニンジン・りんごダイエット」。アメリカ製の真っ赤な表紙の、異常に分厚い本の半分以上のページに、実際にやせた人のデータが、延々と載っていた。すべてに比較写真がついている。その人数の多さに、これは特撮でも、似た人でもないと確信し、すぐ試してみた。

方法はシンプルだった。毎日水を二リットル以上飲む。毎食、生のニンジンとりんごとプルーンを食べる。あとは、野菜類と鶏のささ身、油のない魚介類だけ食べる。コーヒーなどノンカロリーの飲み物はいくら飲んでも良い。

これはやせた。

いま考えれば、こんなのやせてあたりまえだ。というより、ここまで無理しなくても、やせる方法はいくらでもあるだろう。

問題は、一ヶ月ほどで生のニンジンが憎くなることだ。どうしても喉を通らなくなる。プルーンの匂いもイヤになる。しかも、常にお腹がすいていて、仕事が手につかない。

結局は六ヶ月め、一五キロもやせたんだから、と普通の食べ物をちょっと解禁しただけで、どっとリバウンドした。

これに懲りて、もう二度と「○○だけ食べるダイエット」だけは絶対にやらない、と決意できた。


二度目のダイエットは、もっとバランスを考えたものにした。

前回の反省をふまえて、WEB雑誌の企画として開始した。WEBページにダイエット日記を連載するのだ。これなら、空腹のあまり仕事ができなくなっても何とかなる。しかも管理栄養士さんが、週一回カウンセリングしてくれる。専門家もついてのダイエットだから、間違いがあるはずがない。私は二度目のチャレンジに踏み切った。

基本は当時流行の低インシュリンダイエット。カロリーや油も、それなりに抑える。スポーツジムでの水泳やトレーニングも加えた。運動嫌いの私が、スポーツジムでなんと週三回、毎回一時間も泳いだ。

これは、雑誌連載しているというはげみもあって、前回より続いた。九ヶ月で二〇キロの減量。

ところが、七ヶ月目からの停滞期で、どうにも気力が続かなくなった。食事節制より、まずもともと嫌いな運動をしなくなった。ジムに行くのを仕事を理由に休み、いつの間にか食事ももとに戻っていた。

それまで毎週三回、一時間も泳いでいたのをやめて、食事まで戻したらどうなるか。誰にでもわかる。あっという間に私はリバウンドした。

この二回目のダイエット時に身に沁みてわかったのは、ダイエットを始めると、親切な人が様々な助言をしてくれる、ということ。そしてそれが、不安にさせてくれるということだ。

低インシュリンダイエットをしていると、「低インシュリンは効果がない」「カロリー制限もしないとダメだ」と言われた。ならばとカロリー制限もしはじめると、「運動もしなくちゃダメ」と言う。運動についても、「有酸素運動でないとムダ」「リンパマッサージをしないと意味がない」と、どんどん要求が多くなっていく。

私は気が小さいから、言われるだけで不安になる。せっかく順調にやせているのに、少しずつ、「あれもやんなきゃ、これもやんなきゃ」と、無理して増やしていってしまう。

どんどん「しなくちゃいけないこと」が増え、「ガマンすること」が増える。結局「こんなに苦しいのに、いつまでがんばらないといけないんだ？」と辛くなってしまった。「一日も早くダイエットを終わって、好きなものを思い切り食べたい」という、満たされない思いばかりがグツグツと湧いてくる毎日だった。

こうなってしまうと、ちょっとしたことで気力が落ちるだけで、ぷっつりと糸がきれたように制御が利かなくなる。結果はリバウンドへと一直線だ。

「辛い思いが多ければ多いほど、早くやせる」

そう思いがちだが、けっしてそうではない。不必要なガマンはしない。効率のよい行動だけを選んでも充分やせるのだ。少なくとも一年間で五〇キロは、それだけでやせる。だから、ダイエットは辛くない。逆に、楽しいダイエットでないと続かない。ちゃんとやせているだけで、ダイエットは断然楽しくなるのだ。

そう、成功するダイエットは楽しい。

たとえば一つ目。ダイエットがうまくいって、やせ始めると、急にモテるようになる。モテるというより、「もてはやされる」が正確かもしれない。異性だけでなく、同性にも注目される。

まず「どうやってやせましたか」という質問の嵐だ。自分の体験や感想、創意工夫を楽しく話すだけで、一時間でも二時間でも盛り上がる。そんなことを聞いてくるのは、別に太っている人だけではない。普通の体形の人も、どちらかと言えばスリムに見える女性も、みんなが興味津々。ダイエットという話題は、誰もが聞きたがり、話したがるメジャーな話題なのだ。

みんな、自分の経験談や失敗談を話したがる。それに対してあなたの批評、御宣託を待ち望んでいる。「その方法は効果あるよね」とあなたに誉められた人は頬を紅潮させ、

「それ、ダメだよねぇ」と言われた人は、なんとかあなたから正解を聞きだそうとする。

当たり前だ。みんな「自分に関係すること」だから、必死に聞いてくるのだ。あなたのひと言ひと言が、彼らにとって「聞き逃せない情報」なのだ。あなた自身が彼らにとって「奇跡の証明」であり、「導師」なのだ。

私自身、オタク業界にどっぷりつかっていて、スポーツやTVドラマには興味も知識もなかった。普通の話題が苦手だった。だから今まで、普通の人、特に女性との会話は、共通の話題がまったくなくて困ることが多かった。

それが今や、自分からムリに話題をひねりださなくても、向こうからいくらでも話しかけてくる。「もっと話を聞かせてください」と懇願される。

私自身の実体験だけど、先日、空港の待合室で知人相手にダイエット講義をしていると、いつのまにか気づくとまわりに人垣ができていた。それほどダイエットについての話題、それも「ものすごい成功例」というのは人を惹きつけるパワーがあるのだ。

二つ目。自分に自信がつく。

ダイエットは、目に見える形で、はっきりした成果があらわれる。体重も、サイズも、ゆるぎない数字となって成功を表してくれる。鏡で体形を見ただけで、明らかな変化が自分にもわかる。他人にもわかる。

それを目の当たりにすれば、「自分のやり方が正しい」「努力が無駄になっていない」と自信がわいてくる。こんなにはっきりと成果がわかることは少ない。

他のどんなことでも、客観的な評価というのはなかなか得られない。自分にとって「これは長所だ」と思っている部分でも、どれくらい優れているのか、どんな能力があるのか、はっきりしない。ほめてくれる人もいるが、全然、評価してくれない人もいる。ほめてくれてもおせじかもしれないし、評価してくれないのは、私を嫌いなだけかもしれない。何とも、心もとない。不安になれば、どこまでも不安になってしまう。

それに比べて、ダイエットのなんと明快なことか。すべて数字で表せるので、自分の自信にちゃんとした根拠があるのがわかる。

この三ヶ月の頑張りで、私は一五キロ落とした。

そう言い切れるのは、自分自身への評価となり、自信に繋がる。

これだけ自己評価につながり、自信のもとになるダイエットだけども、当たり前だけどそれを成功させても誰かを傷つけたり、出し抜いたり、踏み台にしたり、という心配が全然無い。誰かの勝ちは他者の負けをかならずしも意味しない。一緒にがんばろう！　がウソでなくできるジャンルなのだ。

三つ目。他人からの評価が変わる。

今まで明快に意識したことはなかったけど、私は「デブ」というカテゴリーに自動的に入れられていたらしい。それがデブでなくなった途端に、周りからの扱いがあきらかに変わった。

もちろん、ダイエットの成功者とか先生的な扱いもあるが、それだけではない。

今までと同じレベルの仕事をしていても、どうも評価がワンランクもツーランクも上がったようだ。今までは言葉には出さないけれど、「デブがなに言ってるんだ！」と、反感をもって聞いていた人が多かったのかもしれない。それが素直に聞いてもらえるようになっただけで、私に対する評価が上がったのだろう。

いま現在の仕事だけではない。今まで細々と続けてきた仕事全体に対しても再評価されつつあるのが、言葉の端々に感じられる。

なんとなく薄々感じていた相手からの反感や嫌悪感が、いかに自分の損になっていたか、思い知らされた。

とにかく、仕事がやりやすい雰囲気になったことだけは確かだ。

そして四つ目。自分の人生をコントロールできる。

本書で説明しているダイエット法は、単純だけど奥が深い。実はダイエットだけでなく、生き方や人生に対する姿勢そのものも劇的に変えうる効果がある。

と、こういう書き方をすると、まるでセミナーみたいだけど、あくまでこれはダイエットの副次効果だ。ダイエットに成功するということは、自分の成功イメージを確信できて、自己コントロールにかなり高いレベルで成功できる、ということだ。この自己コントロールはもちろんダイエットだけでなく、他の面でも活かせる事になる。

ただ単に「やせること」の副次効果としては、かなりお得ではないだろうか？

問題を明確にするために、自分にとってうれしくない結果も正確に記録し、認識すること。

問題が起こってからあたふたするのではなく、あらかじめ問題を想定して、答えを用意しておくこと。

自分にできること・できないこと、得意なこと・不得意なことの境目をはっきりさせ、できること・得意なことだけに全力をかたむけること。

そして何よりも、続けられるように創意工夫すること。

これが本書で説明するダイエット法の本質である。それはダイエットだけでなく、仕事や人生の様々な局面で活躍する問題への取り組み方としても充分に有効だ。

ダイエットが成功した暁には、人生への取り組み方も進化しているだろう。

とはいえ、この本は別に、精神論でも人生論でもない。この本を読んで、順に実行すれば、間違いなくダイエットに成功できる。そして、ダイエットに成功した時には、あなたの仕事や私生活すら、今より充実したものになっているだろう。

今はそれだけ期待してくれれば、もう充分だ。

準備はできたろうか?

好きなことをガマンする精神力や意志力は必要ない。

ダイエット商品を買いそろえ、毎週のように追加する経済力も必要ない。

仕事で疲れきった体をジムに運び、毎日トレーニングしなければ、というような時間も作らなくていい。

必要なのは、メモとペンだけ。それだけでスタートできる。

本書はこれより、「なぜやせなくちゃいけないのか」「あなたが太っているのには理由がある」「レコーディング・ダイエットとは」の順に進行する。

気が短い人や時間がない人は、いきなり第三章の「レコーディング・ダイエットとは」から読んでもらってかまわない。

しかし、ほんの少しだけ時間を取っていただけるなら、ぜひ次章から順に読んでいただきたい。明日からすぐにやせることは簡単だ。問題は「やせ続けること」「リバウンドしないこと」なのだ。

まず「なんでダイエットなんかして、やせなくちゃいけないのか？」という問題を解明しよう。その後、「なんでいま、自分はやせていないんだろうか？」という原因を発見しよう。このプロセスを踏んだ方が、ダイエットのスタートがうんと楽になるだろう。

満員のスタンドをぬうように、何十人もの売り子がビールを売り歩く。

野球観戦では、おなじみの風景だ。ひと昔前なら、イニングの変わり目の短い時間に、ビールスタンドや売店に客が殺到していた。試合中、観客は席から動かない。そのため、イニング交代のわずか数分だけが販売のチャンスとなる。しかし、せっかくの長蛇の列も、試合再開とともに一瞬で消えてしまう。

経営者たちはこのジレンマを解消しようと、売店を増やしたり販売員の数を増やしたりしたが、結果は同じ。わずか数分の休憩時間に客は殺到し、大半の客はなにも買えず去ってしまう。みすみす販売チャンスを逃していたのだ。

売り子が、背中に生ビールタンクを背負って廻るようになって、ようやくこの問題は解決した。客は、観戦しながらビールが買えるようになった。これなら、試合中いつでもビールが買える。経営者たちの目論見どおり、売上はうなぎのぼりになった。

ところが、ビールを買いたい客が、労せずにビールが買えるようになると、今までとは違うある傾向が経営者の目に止まるようになった。

売り子ごとに、売上が大きく違うのだ。もちろん季節や天候やその日の気温、客の入り具合によってビールの総売上は大きく違う。しかし、そういう「当たり前の変化」を差し引いても、あきらかに売り子ごとの売上の差が大きすぎるのだ。

いつも同じ売り子ばかり、ビールが売れる。配置は毎日違うし、客層だってバラバラだ。でも特定の何人かの売り子だけ、あきらかに売上が高い。

同じものを同じように売り歩いているのに、なぜこの差が生じるのか。

原因は売り子のルックス、つまり見た目だった。見た目が可愛い女の子の売上は、そうでない場合より多い。見た目のさわやかな男の子の売上は、そうでない場合より多い。

売り子が太っていたり、愛想のない顔をしていたら、売上は明らかに少ない。客を観察していると、そういう売り子が近くに来ても「どうせ同じものを買うなら」と、見た目の良い子が廻ってくるまで待っているのがわかった。

売店でだけビールを売っていた頃には想像もしなかった事態だ。むかしは客にとって

「ビールが買えるかどうか」が問題だった。だから「空いてる売店」ならどこでもよかったのだ。しかし今は「どの子から買うか」を選べてしまう。

では、選べない環境では売上はどう変わるのか？

新幹線の車内、ワゴンを押して販売員が飲み物や弁当を売って廻る。同じワゴンが往復するだけなので、ここでは「販売員ごとの差」など出そうにない。

私は大阪の大学で毎週、講義をしている。新幹線を利用するのは日常茶飯事なので、販売員たちに何度も確認してみた。

「販売の上手い下手で売上は大きく変わります」。彼女たちは口をそろえて教えてくれた。「でも、もし同じ程度の技量なら、絶対に見た目のいい子のほうが何倍も有利ですね」

どうしても弁当や飲み物が欲しい客なら、販売員が誰かに関係なく買うだろう。しかし、追加でおつまみを買う、みやげ物をもうひとつ買うかどうか、そんなちょっとした違いで「見た目」が大きく作用してくると言うのだ。

「男は美人に弱いから」と女性読者は嘆くかもしれない。しかし、それだけの問題ではない。野球場のビール販売員は「可愛い女の子」だけでなく、「さわやかな男の子」「感じのいい男」も同じく売上が多い。男だって、「見た目のいい男」から、ものを買いたがるのだ。

この現象を、目ざとい経営者たちは既にビジネス戦略に取り入れている。例えば、ローソンやセブン-イレブンといったコンビニエンスチェーン。新規店舗開店時には、本社からルックスの良いスタッフがヘルプの形で派遣される。可愛い女の子やさわやかな男性が、お客の手を握ってお釣りを渡してくれる。そういう見た目のいいスタッフは一週間ほどで消えてしまう。しかし、わずか数日でも、最初に良い印象を与えることは、その後の売上にもつながるのだ。しかし、経営の現場ではもうそんな甘い認識は通用しないのだ。

とまぁ、このような事実列記からはじめたけど、この章の目的は、美人やイケメンを褒め称えることではない。美人やイケメンを雇って一儲けしようというビジネスのすすめでもない。

こういう社会現象が明らかに増えている、ということ。「見た目」が今後経済動向の鍵になっていく、という流れをまず確認しなければ、この先の話が進められない。

本書のテーマは「やせること」である。なぜやせるのかというと「やせてないため損をしている」からであり、「やせるだけでこんなにメリットがある」「これから先、やせてないともっと損をする」というのが理由だ。

でも、あんまりみんな「やせることのメリット」「太ってることのデメリット」を理解していないんじゃないか？　なんとなく「やせなくちゃいけない」「そろそろ本気でダイエットを考えなくちゃ」と、そんな気分でいるんじゃないだろうか？

私たちが知らぬ間に日本社会は大きく変わりつつある。その最大の変化が「見た目・印象」を重視する「見た目主義社会」への移行だ。単に「最近はイケメンばっかりもてはやされる」とか「若い人は見た目がすべてみたいだな」とか、そういう表層的な変化ではない。ビジネスや経済の最大要因にすらなりうる変化なのだ。

私たちが住むこの社会にいま、どんな変化がおきているのか？

現在、我々が無意識に考えているよりもはるかに、社会における「見た目の印象」の重要性があがっている。これを仮に「見た目主義社会」と呼ぼう。

「美人は得をする」とはよく言うが、これは女性だけの問題ではない。男性に対する評価も「見た目の印象」が大きな要因になっているのだ。この変化は、一〇年ほど前から加速度的に進行しはじめた。


つい三〇年前まで、日本は「学歴主義社会」だった。中卒か、高卒か、大卒か。どこの大学なのか。学歴は、その人を客観的に評価する最も信頼に足る基準とされた。

女性も、結婚相手の学歴を重要視した。それが、生活レベルに直結するからだけではない。学歴が高い人は低い人より有能であり、志も高く、勤勉で真面目な人間であり、父親としてふさわしく、結果として「将来有望」と考えられたからだ。

学歴は一人の人間の一生を左右する判断基準そのものであった。

このように、ある時代でもっともメジャーな価値観にそった格付け情報を「ファースト・ラベル」と呼ぶ。ファースト・ラベルというのは「一番上の看板」という意味だ。

人にはいろんな看板がある。学歴以外にも家柄や仕事、見た目や実績、過去のスキャンダルだって看板としては有効だ。

しかし一番上にある看板は、常にその時代でも「もっとも重要な情報」である。学歴社会では出身大学がその人のファースト・ラベルになるし、企業社会では所属会社や部署がファースト・ラベルになる。ファースト・ラベルは、あとあとその人間に対する認識の土台になる。その後、どんなにその人物に関するデータが増えようと、それはファースト・ラベルに軸足を置いたままの修正になる。

では、学歴主義社会以前はどうだったか。

「家柄主義社会」。すなわち、家柄や身分がファースト・ラベルになる社会だ。

身分制度が固定化されていた江戸時代まではもちろん、明治維新をすぎても、士族や華族という身分は遺され、家柄主義は受け継がれた。

名門に生まれ育ったのか、名もない家に生まれ育ったのかという出自は、その人間の価値を表す最も信頼に足る基準とされた。

本家に生まれたのか、分家なのか。長男か、次男・三男か。正妻の子か、妾腹か。それはそのまま、その人間の評価だけでなく、生き方も決定づけた。

事実、家柄の良い子供は、良い教育環境できちんと育てられることが多かった。貧しい家の子供は、しつけもおざなりだし、教養を身につけようにも方法がなかった。人間を家柄で判断することが、あながち偏見や先入観だけではない有効性をもっていたのだ。

家柄主義社会は、明治中期以降次第に力が弱まっていく。

「家・一族ではなく、個人を重視するのが先進的である」

この新しい価値観が、社会を学歴主義へといざなう原動力になった。どこの大学を卒業したのか、どんな職業についているのか、どんな地位にあるのか。

個人的スペックの方が、家柄よりもその人間の価値をはかる、より正確なツールだと考えられるようになったからだ。

家柄主義から学歴主義へ。社会の変化とともに、ファースト・ラベルも変化した。

明治・大正・昭和、三つの時代を支配した学歴主義社会。しかし二〇世紀後半、学歴主義社会はあっという間に崩壊した。

「でも一流大学を出てるし」と誰も許してくれなくなった。学歴がオールマイティのカードではなくなったのは、誰もが実感していることだろう。

学歴主義社会が音をたてて崩れた原因の一つ、それが「バブル経済とITバブル」という二つのバブル時代である。

一流企業よりも、ベンチャー企業の方がかっこいい。企業の看板に守られているエリートよりも、自分ひとりの力で事業を起こし、財を成すベンチャー企業の社長の方がかっこいい。安定した収入や地位よりも、本人の自由にできる財力や自由にできる時間、経済や時間の「自由さ」、この多寡が人間の価値を表す基準と考えられるようになった。

結果、ファースト・ラベルとして、「収入」とそれをあらわす車やファッションなどの「アイテム」が優先されるようになった。

「フェラーリに乗っているIT企業の社長」「上から下までシャネルでかためた女社長」その人の人間性や能力ではなく「いくら持っているか」「なにを持っているか」で判断される社会。名づけるなら、「ブランド主義」。学歴もブランドの一要素に格下げされた。

しかし、そのブランド主義社会は学歴や家柄ほど長期にわたる価値観たりえず、二〇〇七年現在は終焉しつつある。

数百年続いた「家柄主義社会」から、一〇〇年ほど続いた「学歴主義社会」、そして「ブランド主義社会」を経て、現在のファースト・ラベル、すなわち「相手を格付けする第一要素」も変化してきた。

ブランドに頼らず、「自分のセンス」「自分の好き嫌い」を大切にする価値観が浸透し始めた。私は著書『ぼくたちの洗脳社会』『フロン』でこの価値観を「自分の気持ち至上主義」と名づけて何度も説明してきた。

簡単に説明すると、「自分の気持ち至上主義」では、「いま・ここ」での感情がなにより優先される。「いま、この人を好きだから」という理由で、仕事をやめることが英雄視されるし、「もう愛情が感じられない」というだけで充分、離婚の理由になりうる。

それどころか、「いま・ここ」の自分の気持ちに忠実でないことこそが、現代においては「負け」であり、その気持ちを貫き通すことこそ、「自己実現」「勝ち」なのだ。

この「自分の気持ち至上主義」では、なによりも自分の主観が正当化される。「だって、そう思ったんだもん」というのは、誰にも反論を許さない。だから、他人を判断するときも、学歴や家柄などという、ある意味「客観情報」よりも、主観で感じたことをなによりも尊ぶ。

その結果、他人を判断する基準は「その人を見てどう思ったか」という主観になった。つまり「見た目」である。「見た目」と、その人をどう思ったか、という「印象」、この二つで他者を格付けする。

人をまず、自分にとっての印象でラベルをつける。「さわやか」「エロおやじっぽい」「神経質そう」「癒し系」「いい人っぽい」「オカマっぽい」「お坊ちゃんぽい」……。形容詞や「……っぽい」のオンパレードだ。友達を紹介するときも、まず写メやプリクラ写真を見せて「どんな見た目か」で説明する。

レストランを選ぶときも「味」「値段」と同じ程度に「内装」「雰囲気」「店員」などの「見た目・印象」がチョイスの要因となっている。ひとむかし前のグルメ本ではせいぜい名物料理の写真しかビジュアル情報はなかったのに、現在のグルメ本では、かならず店内の雰囲気写真が大きく扱われている。

これが「見た目主義社会」の特徴だ。

学歴やブランドという価値観は、現在でもそれなりに有効だ。けれども、それらがファースト・ラベルの地位から単なる「追加情報」に格下げされたのだ。

かつては「彼は東大生。でもデブ。ちょっと残念」だったのが、「彼はデブ。東大生なのに。論外」となる。

「ＩＴ企業の社長で、巨額のお金を自由自在に動かすホリエモン」も「中年太り寸前で、センスの悪いＴシャツを着ているくせに口調がえらそうなホリエモン」という具合に、彼の仕事やキャリアではなく「見た目・印象」がファースト・ラベルとなる。

ここまで読まれて、不快感を持たれた読者もいるのではないだろうか？

「人を見た目で判断するなんて、頭の悪い感情的な人のすることだ」

「人間は結局、中身が大切なんだ。見た目より実力で判断してほしい」

「見た目ばかりを気にして、取り繕っても仕方ないじゃないか」

確かに「見た目の印象」は、その人の内面を表しているわけではない。「大切なのは○○じゃない。中身だ」という主張にも、著者個人としては賛成する。

それは、いつの時代にも必ず主張されるスローガンだ。が、残念ながら、常に単なるスローガンで終わらざるをえない。

中身や実力は、わかりづらい。ファースト・ラベルとして不適切だからだ。ラベルというのは相手の位置づけ、いわば人間の「格付け」である。初対面の相手では中身などわかるはずもない。

ではせめて、「見た目の印象」などという軽薄なもので評価するのだけはやめてほしい。そう思う方もいるかもしれない。が、あなたの所属する社会で、そういう価値観が浸透しているのが事実であれば、あなた自身も、そこから逃れることはできない。

例えば、貨幣経済という価値体系を考えてみよう。

あなたが現在所属している社会には、「貨幣経済」という価値観（約束ごと）が深く広く、浸透している。

「お金なんて、ただの紙切れだ。クレジットカードなんて、ただのプラスチックの板だ」

「大金持ちにならなくてもいい。自分の人生にとって、お金は重要じゃない」

あなたがどんな考え方をしようと、結局それは「貨幣経済」の約束事の中での判断でしかない。

貨幣経済に属さない生き方は、現在では不可能だ。畑で野菜を作り、海で魚をとり、川から水をくむ。木を切って家を建てる。完全な自給自足の生活。電気も水道もガスも使わない、医者にもかからない生活を意味する。それでも、家を建てたり、畑を耕したりする土地は、既に誰かのものだし、海には漁業権が存在する。

お金が紙切れなのは事実だ。けれどその事実は、あなたの幸せに何の効力も発揮しない。社会に、ある価値観（約束ごと）が浸透している場合、あなたはその価値観と無関係に存在することはできない。

学歴主義社会に属している場合、人はその価値観から逃れられなかったはずだ。仮に「これからは手に職の時代だから、高校卒業したら専門学校に行こう」といっけん学歴否定に思えるようなことを考えたとしても、それは「将来つく職業を想定し、それにふさわしい学校を選ぶ」という学歴主義的価値観からは逃れられていないことになる。「お金は、単なる紙切れだ」という主張が無意味なのと同様、当時は、学歴で人の値打ちを判断するなんてナンセンスだ、という主張も、無意味だったのだ。

「見た目主義」という価値観（約束ごと）も同じことだ。「見た目主義」という価値観が正しいかどうかがポイントではない。重要視するべきなのは、「見た目主義」が台頭しつつあるという現象である。ファースト・ラベルの地位にまで上りつつある、という事実がポイントなのだ。

こうなった以上、私たちはこの価値観から逃れることはできない。


ビジネスの社会でも、見た目主義への移行は、徐々に進行している。

「東京ドームや新幹線の売り子は、接客業だ。自分は違うから、関係ない」

そう考えているなら、もう一度よく、若者たちを観察してほしい。

例えば、就職戦線を勝ち抜くための履歴書。そこに貼る写真は、修整してもらうのが当たり前になっている。陰を消し、写りをよくするだけではない。彼らが目指しているのは、女の子にもてそうなイケメンのイメージではない。しっかりしていて落ち着きがある。明るく前向きな雰囲気。頭の回転がよく、機転がききそうな印象。素直でやる気がありそうな感じ。

このような、企業の人事部長や役員クラスに好感をもたれるイメージをいかに不自然でなく、演出するか、真剣に模索しているのだ。そのためなら、眠そうな一重まぶたを、キリッと賢そうな二重まぶたに整形する男性も珍しくない。

就職だけではない。ビジネス現場においても、あらゆる面で「見た目・印象」は優先されつつある。

例えば企画書。わずか二〇年ほど前、ビジネス文書はすべて手書きだった。それがワープロの普及にともない、驚くほどのスピードでワープロ打ちが主流になった。

「ワープロには中身がない。手書きでないと受け付けない」

当時、そう主張する人はいくらでもいた。が、そう言っていた人も、OLにワープロで清書させるのが普通になっていく。やがて、手書きの企画書には、上司からNGが出るようになる。

「中身だけがよくてもダメだ。まず読む気にさせろ」

企画書の見た目を整えることは、どんどん重要になっていく。

今では、パワーポイントなどプレゼンテーションソフトの登場で、企画書の見た目はますます華麗さを増している。そういうソフトを使いこなせるかどうか。大きなグラフや表を多用し、カラフルな企画書を作れるか。「企画書の見た目」を整えられる人が、プレゼン上手な人、「仕事ができる人」の第一条件なのだ。

いいかえれば、ぱっと見て面白そうな企画書、整理され見やすい企画書も作れないようでは、企画の内容も大したことはない。そう、判断されてしまうのだ。

「実力だけの世界」のはずのアスリートも見た目が大きな要素になっている。新庄がホームランを打ったり、宮里藍が優勝したりすると、報道量は他の選手が同じことをした場合の数倍にはねあがる。集客力も視聴率も、見た目・印象の人気に左右される。

政治家も、明らかに見た目が良い人が選ばれるようになった。都知事や総理など、いつの間にかイケメンばかりに変わってきているではないか。

社会は明らかに、家柄主義社会から学歴主義社会・ブランド主義社会を経て、今や「見た目主義社会」がやってきている。

筆者である私は、見た目主義社会が正しいとも思わないし、間違っているとも思わない。それは、家柄主義社会・学歴主義社会・ブランド主義社会と同様に、その時代の価値観を代表しているだけだ。時代の主流価値観を決めるのは、いつだって大多数の普通の人たちである。それは「時代の流れ」とも呼ぶべき大いなる潮流で、一個人が賛成したり反対しても意味などない。

どの時代でも「人間は中身で判断すべき」「中身を見ろ」という主張は繰り返されてきた。その批判はいつの時代でも正しい。が、いつの時代でも、現実的効力を持たない。それよりも、社会が「見た目印象主義」であることを認識した上で、その社会では、どんなことがおき、どんな行動や努力が効率的に機能するのか。その対応を考える方が有益である、と私は考えている。

では、見た目・印象社会の攻略法とはなんだろうか？

見た目・印象社会を最も端的に表す言葉は「キャラクター」である。

「キャラが立っている」「キャラが薄い」「キャラがかぶる」……

こういう使い方をする場合の「キャラクター」である。

たとえば、見た目の印象が「太っている」だと、「大食い」「だらしない」「運動ぎらい」「明るい」などのキャラが浮かぶ。

「メガネ」だと、「知的」「神経質」「運動オンチ」「病弱」などのキャラとなる。

同じメガネでも「リュックに紙袋」だと、オタクというキャラになる。オタクな趣味を持っている、という意味だけではない。「トレンドやファッション、スポーツに無関心。ネットやデジタル情報に詳しい。好きなことにだけお金を使う。ロリコン・美少女好き。同じ趣味の人同士だとやたら話が盛り上がるが、普段は無愛想で非社交的」

このような「いかにもオタクっぽい」とされるキャラが、本人の中身がどうかに関係なく一方的に与えられてしまうのだ。

「大阪弁で喋る女性」だったら、与えられるキャラは「ざっくばらん」「おしゃべり」「お金にシビア」「色気より食い気」といったものになる。

実際の人間というのは、様々な性格を併せ持つ。しかし、周囲と際立って違う一面だけをデフォルメし、その人を単純化する。これが「キャラ」だ。

周囲と違う部分なので、大阪では「大阪弁の女性＝お金にシビア」というキャラ付けはなされない。メガネ率の高いクラスでは、「メガネ」というキャラ付けはないし、デブ率の高い職場では、「太っている」というキャラは無意味になる。

キャラとは、一つのグループ内で、その人を他の人と区別するために設定される。と同時に、他の人と比較して「その差を楽しむ（あるいは嫌う）」ものでもある。

本人がいないところで「こんなときアイツみたいなデブだったら、きっと『まいう～』とか言うよな」とか「この前、アイツが失恋した友達に、『金は損せえへんかったから、良かったやんけ』とか言ったらしいぜ。いかにもだろ？」と盛り上がる。

こういうことを繰り返していく中で、個人差があって、あいまいなはずの「個人」は、そのグループ内で「キャラ」として評価が確立されていく。

では、あなたはどのようにキャラ付けされているだろうか？

キャラ付けに関して注意すべきは二点。

一・見た目・印象でキャラのほとんどは決まる。

二・一度与えられてしまったキャラは、変更が難しい。

一に関してはあらためて繰り返す必要はないだろう。現在が見た目・印象主義社会であるからには、まず人は見た目で判断される。だから「キャラ付け」もまず、見た目が優先されやすい。

二に関しては、ちょっと説明が必要だ。一つのキャラを当てはめられてしまうと、まわりの人は、常にそのキャラどおりのことを言ったり、行動したりすることを期待する。

実際にそういう言動をとるたび、「やはり、そういうキャラだ」と追認されるのだ。そうでない言動をとっても、「あなたらしくない」と無視され、評価してもらえない。それどころか「キャラじゃない」「似合わない」と否定的に捉えられることも多い。

注意すべきはここだ。たとえ仕事で成果を挙げようと、人間関係のトラブルを解決しようと、あなたの実績は「キャラっぽくない」と不当に軽視されているかもしれない。あなたが原因でなくても、組織内の齟齬や事故に関して「キャラっぽいから」といつの間にか原因扱いされているかもしれない。つまり、他人から勝手にあてはめられている「キャラ」によって、私たちはいつのまにか中身や実績まで判断されているのだ。

たとえば、つい一年前まで一一七キロと思い切り太っていた私は、「デブ」というキャラにまず、あてはめられていた。見た目で、私が他人と圧倒的に違うのは「太っている」という要素だったので、当然だろう。が、いま考えると恐ろしいことに、私はその意味を自覚していなかった。

もちろん、自分が太っているのは知っていた。が、たったそれだけの理由で、私に対する評価が、まず「太っているヤツ」であり、自動的に「大食い」「だらしない」「明るいけどバカ」「人付き合いが下手」……などのイメージをあてはめられてしまう、とは考えてもみなかったのだ。

私は、それまでに『ぼくたちの洗脳社会』『オタク学入門』『フロン』など、社会評論を何冊も出していたし、そういうテーマでの出演・対談・取材依頼も多かった。だから、自分は「物書き」「社会評論家」とラベリングされていると思っていたのだ。

まぁ、自分から「オタクの王様・オタキング」などと名乗っていたから、一般のＴＶ視聴者からは「オタク」の人というラベリングかなぁ、と考えていた。

が、違っていた。

私のキャラは「デブ」だったのだ。

これは、「見た目の印象」社会では当たり前のことだ。私がやっている仕事や、その内容など、知らない人から見たら「関係ない」「些細なこと」なのだ。

大切なのは見た目の印象。

まず「デブ」。デブだからどんなファッションも似合わない。そして早口でよく喋る。

このあたりまでが、キャラの第一要素となる。この上に「オタク」というキャラが上書きされる。物書きだの社会評論家だのといった肩書きは、この強烈なキャラの陰に潜んで、見えなくなってしまう。

それと言うのも、「デブ」というキャラの中に、「物書き」「知的」「評論」といったイメージは無い。だから、私が本を出すときにどんなタイトルをつけようと「なんか知的なことが書いてありそうだ」と思ってもらえない。

グルメ本なら良いのかもしれないが、私の著書はそうではないので無視されてしまう。結果的に読んでもらえない場合が多い。仮に読んでもらっても、「でもデブの言っていることだから」というキャラに対する決め付けがあるので、素直に評価してもらえない。

実際に私の本を読んだり、対談や講演を聴いたりしてファンになってくれた人からは「意外と」というエクスキューズつきで、ようやくちゃんとした評価をもらえる。が、そこまでいかない場合がほとんどなのだ。

こんな風に考えるようになったのも、実はダイエットを始めてから、自分に対する評価の変化に驚かされたからだ。

間違えないでほしい。

このように考えたからダイエットを始めたのではない。最初はなんとなく健康のため、とダイエットを始めたら、どういうわけか、周囲の態度が激変したのに気がついた。なぜだろう？　と考えて、ようやくこういう考えにたどり着いた、というわけだ。

人間は、見た目の印象で、得をしたり、損をしたりする。

それは恋愛に限ったことではない。あらゆる職業でも、見た目の印象は重要な要素となるのだ。

知的な職業は、知的な見た目の方が得をする。グラマラスな女性は、恋愛では有利だが、弁護士や医者になった場合、能力を低く見積もられ、損をすることが多い。教師は、誠実で温厚そうな雰囲気、営業なら、明るくフットワークが軽そうな印象の方がいい。

当たり前のように聞こえるかもしれないが、見た目主義社会においては、見た目と職業が似合わない場合、仕事上の評価まで悪くなってしまうのだ。

そこで、注目したいのはデブだ。デブの方が得する職業など、ほとんどない。

唯一、グルメレポーターくらいだ。

その唯一の仕事ですら、「何でもおいしそうに食べてるけど、こいつ繊細な味の差なんてわかんないのでは？」と不信感を抱かせる。高級なグルメレポートには不向き。B級グルメの印象が強い。

それ以外のあらゆる職業で、デブは損をする。

「幸せそうで悩みもなさそう」という印象から、知的な職業には向かない。論理的に話しても、論理的だと感じてもらえない。知識を披露しても、知的だと見てもらえない。営業や接客にも不向きだ。暑苦しくて、さわやかさがない。どんなに企画力や臨機応変の決断力があろうと、デブというだけでプラスのイメージが阻害されてしまう。私のように極端なデブでなくても、中年太りで腹回りがせりだしてきた程度の中年男性でも同じだ。

どんなデブでも、デブの分だけ損をする。

しかもデブは、ファッションや持ち物、話し方といったその場の努力で、隠すことができない。

デブでさえなければ、自分を別の有利なキャラに演出することもできる。が、デブはそれが不可能だ。デブという見た目のキャラが、なによりも優先されてしまうから。

「そんなことより、オレの内面を見てほしい」

そう主張しても、キャラにあわないイメージは見てもらえない。

デブというキャラ付けをされても、仕事や作品で才能を認めてもらい評価される。もちろんそれも可能かもしれない。

しかし、そんな努力をするくらいなら、やせる努力をしたほうがよっぽど効率がいい。やせることこそが、見た目主義社会においては、もっとも経済効果のいい対応策なのだ。

どうも納得できない、という人も多いだろう。だが、もういちど、考えてみてほしい。これまでの家柄主義社会・学歴主義社会・ブランド主義社会と変化を続けてきた私たちの社会は、今や見た目主義社会に突入した。

この大きな社会の変化をもとに戻すことは不可能だ。

いくら自分が見た目で判断されるのはイヤだと主張しても、仕方が無い。

あなた自身も、そうではないだろうか。たとえば「近頃の若者は、学歴が高くてもダメなヤツが多い。学歴よりも、もっとしっかりしたヤツを雇った方が良いのではないか」などと考えているなら、あなた自身も「学歴主義」の価値観を捨て、「見た目主義」の価値観に一歩踏み出していることになる。そんな社会で有利に生きていくためには、自分自身も「見た目の印象」でキャラづけされる、という事実を納得するしかない。

そう思って自分を「見た目・印象」で判断したとき、どうだろうか？

太っていることが、見た目・印象に多大なマイナスの影響を与えることは既にのべた。

ならば、やることは唯一つ。

やせること。

やせさえすれば、少なくとも「デブ」という見た目・印象のマイナスをゼロにできる。

その上で、どんなプラスを積み上げていくかは、あなた次第だ。あなたの持ち味や、職業、地位によって取捨選択すればよい。

今まで「デブだけど、その見た目・印象を跳ね返すべく頑張ってきたあなたの努力」は、やせさえすれば数倍の評価になって帰ってくるのだ。が、デブのままでは、どんな実績をあげようと、「デブというキャラ」の中でしか解釈されない。

やせなければダメだ、とは言わない。

「太っていると損をする」という現実さえ、見えていればいい。

そして、やせることがどんなに簡単か、それさえ知れば、答えはおのずと明らかだ。

やせることは、自分に対してできる最大の経済効果をもたらす。

そして、それはあなたがいま思っている以上に簡単なことなのだ。

# 第二章　ダイエット手段の格付け

見た目・印象社会が到来したのはわかった。自分が見た目で判断されることも、納得した。それでも、そんなにやせなければいけないものだろうか？

そう考えている方もいるかもしれない。

多少太っていても、きちんとした身なりを心がけ、明るい表情を絶やさなければ、少なくとも悪印象をもたれることはないはずだ。

そう考えているとしたら、大きな間違いだ。

見た目・印象を形作るものは、三つの層に分類される。

第一層「肉体そのもの」

肉体は体格と体型に分けられる。

体格とは、身長や手足の長さ・肩幅・手の大きさ・首の長さなど、骨格に由来するものだ。これらは改造不可能であり、天から与えられたものでやりくりするしかない。唯一、美容整形だけが、鼻の高さやあごのラインなど、ごく一部を変更することができる。もうひとつの体型というのは、ウエストや腹回り・太ももの太さ・頬やあごのラインなど、筋肉や贅肉に由来するものである。こちらは改造可能であり、ダイエットやフィットネスで大幅な改良が望める。

体格と体型、この二つの要素によって、あなたの肉体は形作られている。

第二層「ファッション」

服装やヘアスタイル、アクセサリー等。女性ならメイク、男性ならヒゲもこれに該当する。こちらは、毎日のように手軽に変更が可能だ。女性が必死になるのもうなずける。

第三層「言動」

しぐさや表情、声、話し方、姿勢といった、言動によって形成されるもの。忘れられがちだが、見た目の印象には、案外重要な役割を担っている。

以上のように、見た目・印象とは、第一層の上に第二層が、第二層の上に第三層が重ねられることで、形作られる。家で例えると、第一層が土地、第二層が建物、第三層が内装、と考えてかまわない。

最も重要で、他のすべてに影響するのが、第一層だ。駅から遠い、治安が悪いなど、立地条件の悪い家は、どんなに建物がしっかりしていて、内装が美しくても価値は低い。たとえ狭くても都内の一等地であれば、高い値段がつく。逆にどんなに広い屋敷でも、それが北海道の荒野のどまんなかであれば、買い手もつかず資産価値もゼロだ。

見た目・印象も同様に、第一層の「肉体」がもっとも重要だ。デブのままだと、いくら「太っているのが目立ちにくいファッション」を心がけようとさわやかな笑顔を心がけようと、効果は薄い。マイナスが小さくなるだけで、プラスになることはない。太っていない人にはかなわないのだ。

少し太っている場合は、第二層のファッション、第三層の言動でマイナスをカバーすることもあるけど、ある限度を超えて太っている場合、そのカバーも不可能になってしまう。何をしても「デブ」という強烈なキャラに打ち消されてしまうのだ。

もし、あなたがいま「デブ」として認識されているなら、できるだけ早目にそのキャラを返上するのが得策だ。

デブという見た目・印象はあまりに強烈なので、小手先でごまかせるものではない。知的なメガネをかけるとか、センスの良いファッションに身を包むとか、常に穏やかな笑みをたたえるとか、そういうことで、ごまかせるものではないからだ。

「確かに、見た目は大切だ。デブだと損をすることも多いだろう。けれども、見た目の印象というのは、ルックスだけではない。単にやせればいいというものではないだろう」

こう考える方も多いだろう。

「例えば、遊びに関する最新情報を常に仕入れていて、さりげなく提案できることだって、大切なはずだ。デートのときだけでなく、友達同士の飲み会でも、仕事上のつきあいでも、それができるだけで、印象はぐっとよくなるじゃないか」

それはその通りなのだ。自分の価値を高めようとする場合、とれる道は何通りもある。

が、すべてに気を配ることは難しい。時間やお金がかかることも多い。何を選んで、どれくらい時間やお金を使うのか。言い換えればそれは、自分が自由に使える時間や、お金・気力を分散投資することである。

投資とは、コストを投じてリターンを狙う行為のことだ。投じる手間やコストが低い割には、効果に確実性が見込める投資は「ローリスク」だ。逆に投じる手間やコストが高いけど、確実性が低い投資はハイリスクと言うことになる。

ハイリスク・ハイリターンな投資もあれば、ローリスク・ローリターンのものもある。ここでは、現実に選択できる「自分の価値を高める方法」について、リスクとリターンを考えてみよう。

自分に対する投資は、「内実系」と「見た目系」に分けられる。

内実系は、ⓐ出世・社会的地位、ⓑ資格取得、ⓒトレンド情報通、という三つ。

見た目系は、ⓓ整形手術、ⓔダイエット、ⓕメイク・髪型、ⓖファッション、の四つ。見ておわかりの通り、誰もがやろうと思えばできるものばかりだ。関連商品もたくさん売られているし、ハウツー本も多い。

それでは、リスクとリターンはどうだろうか。

ⓐ出世・社会的地位

一世代前には、ファースト・ラベルとして使われたほどのものだから、相変わらず尊敬度は高い。実直な方法と言える。ところが、がんばった分、必ず成果が得られるとは限らない。時の運もあれば、社内政治を読みまちがうこともある。

ただし、うまく出世できれば、まわりからの評価があがることは確実だ。上司はもちろん、部下からの尊敬も増える。異性からの憧れ度だってあがるに違いない。

唯一の心配材料は同僚。妬まれるか、一目おかれるかは、日ごろの行い次第だろう。

つまり出世の格付けは「ハイリスク・ハイリターン」である。

ⓑ資格取得

どんな資格を狙うかで、時間やお金の投資量は大きく違ってくる。それでも、出世を目指した努力に比べれば、何にどれくらい投資すればいいかの枠組みがはっきりしている分、がんばりやすい。ただし、がんばれば必ず資格がとれるかというと、そうでもない。能力や覚悟も必要だからだ。総合すると、ミドルリスク、ということになるだろう。

それに対して、まわりに及ぼす効果はどうだろうか。

仕事に直接関係する資格を取った場合は、上司からの評価は高いだろう。が、そんな資格はそうそうない。転職するときに役に立つかもしれない。

同僚や部下、異性に対しては、披露するチャンスも少ないし、披露したとしても特に印象が良くなることは少ないと思われる。

以上を考慮して「ミドルリスク・ローリターン」としよう。

ⓒトレンド情報通

ファッションやグルメ、映画やドラマなど、最新の情報を良く知っている。スポーツや趣味が豊富で、話題がつきない。こういう能力は大きな魅力に映る。が、こういう情報をどうやって集めるか。資格取得とちがって、方法を学ぶことはできない。

情報番組やサイトを、何度もチェックする。雑誌をきちんと買う。情報通の友達をもって、情報を交換する、といった地道で日常的な努力が必要になる。

とはいえ、使う時間もお金も、出世や資格取得ほどにはならない。楽しみながらやれる程度と考えると、ローリスクと考えることもできる。

次は、リターンを考えてみよう。どんなトレンド情報でも相手の興味をひくように話せなければ意味がない。気にせず話す人は歓迎されない。

誰に、どのネタを話すのか。どう話すのか。どんなタイミングで話すのか。これもまた、センスが必要だ。センスの良い人ならローリスク・ミドルリターンだが、そういう話術を持たない人にとっては、ローリスク・ローリターンにしかならないだろう。

ⓓ整形手術

見た目を良くする過激な手段として、整形手術が考えられる。

リスクとしては、手術ミスや手術技術の低さが考えられる。それより心配なのは、整形手術を受けたことがばれたときの、イメージダウンだ。これは、意外なほど大きいかもしれない。しかし、ばれさえしなければ、「見た目主義社会」でのリターンは、かなり大きいものが期待できる。

周囲にばれることを考えると「ハイリスク・ハイリターン」と格付けできる。

ⓔダイエット

デブがいかに見た目で損をするかは、何度も説明した。が、幸いなことにデブはなおすことができる。やせるだけでいいのだ。

やせる方法は、色々ある。お金を使わず、コツコツ続ける方法。お金をかけて楽をする方法。時間をかける方法。自分にあった方法を選ぶことができる。

確かに、途中で挫折するというリスクはある。それでも、がんばって続けさえすれば、出世や資格取得に比べれば圧倒的にローリスクだ。センスや才能に関係なく、がんばって続けさえすれば、成果は必ず得られる。「やせたいのにやせられない」という言葉をよく耳にするから難しい気がするが、そんなことはない。努力した分だけ、必ずやせる。「やせない」というのは「やせる努力を続けることができない」という意味なのだ。

ダイエットはいますぐ、お金がなくてもできる。時間がなくてもできる。根性がなくてもできる。それぞれに合った方法で実行すればよい。ローリスクだと言える。

ダイエットは、見た目にはっきり効果があらわれる。誰に何を言わなくても、ひと目でやせたとわからせることができる。異性に対するアピールは絶大だし、上司に対しても「自己管理ができている」と好評のはずだ。同僚や部下に対しても「だらしなく太っている」というマイナスイメージを払拭できる。

以上の理由で格付けは「ローリスク・ハイリターン」とする。

### ⓕメイク・髪型

男性の場合、日常的にするのは、メイクというよりスキンケア程度という人が大部分だろう。ということは、自分の見た目・印象を良くする主な手段は髪型だと仮定して進めよう。

ただし、自分に似合わないヘアスタイルを「タレントの○○が似合っているから」とか「流行っているから」とかでしてみて、失敗してしまうリスクはあるし、セットしてもらった髪を保持するにはある程度の継続的なケアが必要ではある。しかしたいした手間ではないので、総合的にはローリスクと判断しよう。

リターンに関しては、見る人によって好みが違うという難しさがあげられる。また、どんなにお金をかけても、そんなに劇的な変化までは望めない。ローリターンである。

特殊なケースとして、はげている人、髪が薄くなってきている人をあげておきたい。この場合、ヘアスタイルで、マイナスの印象をゼロに持っていくことが大切になる。髪型での工夫には限度がある。最後は、カツラというツールを使うことになる。が、

「やたら高い」「ばれると『ヅラ』などの嫌なキャラが定着する」と多くのリスクをかかえている。総合的に考えて、カツラ使用はハイリスク・ミドルリターンと格付けできる。

ⓖファッション

服のほか、クツ・カバン・ジュエリー・時計などのアクセサリーなど、工夫できる部分は多い。その分、情報も氾濫している。ただし、プラス・イメージは一つではない。雑誌のモデルがやっているからと言って、自分に似合うとは限らない。それこそ「自分のキャラとのマッチング」が大事だ。しかしそれを見抜くのはあんがい難しい。

努力した分だけでもちゃんと、マイナス部分が消えていくダイエットと違い、「投資そのものが無駄だった」「間違った努力でマイナス・イメージを作ってしまう」などのリスクは、非常に大きい。しかも、異性には好評だが同僚には不評、友達同士でのウケは良いが、上司は顔をしかめるなど、人による評価の違いが激しい。

努力や経費を要する割には見返りが不確実な、ハイリスク・ハイリターンなジャンルと言える。

以上、一覧の表でもう一度整理しよう（表1）。

ローリスクかつハイリターン、自分自身の社会評価をあげるために、もっとも効率がいいのはダイエットということが理解いただけただろうか？　逆にもっとも効率が悪いのは資格取得ということになる。

ダイエットの投資効率がよいのは「確実性が高いこと」と「成功した場合の評価の上がり方が高い」からだ。ところが、ダイエットにはさまざまな方法がある。

ダイエット法には、大きく分けて、食餌系と運動系の二つがある。ダイエットの基本

| | | リスク（手間や経費に対する、効果の不確実性） | リターン（対象から得られる評価）異性 | 上司 | 同僚 | 部下 | 格付け |
|---|---|---|---|---|---|---|---|
| 内実系 | ⓐ出世・社会的地位 | H | H | H | M | M | ハイリスク・ハイリターン |
| | ⓑ資格取得 | M | L | M | L | L | ミドルリスク・ローリターン |
| | ⓒトレンド情報通 | L | L | L | L | L | ローリスク・ローリターン |
| 見た目系 | ⓓ整形手術 | H | H | H | H | H | ハイリスク・ハイリターン |
| | ⓔダイエット | L | H | H | H | H | ローリスク・ハイリターン |
| | ⓕメイク・髪型 | L | M | L | L | L | ローリスク・ローリターン |
| | ⓖファッション | H | H | L | M | M | ハイリスク・ハイリターン |

**表1**
**自己投資のリスク・リターン格付け表**
（H＝ハイ、M＝ミドル、L＝ロー）

は、摂取カロリーを減らし、消費カロリーを増やすことだ。

食餌系のダイエットとは、食べる内容をコントロールすることで、摂取カロリーを減らすのを目的とする。

運動系のダイエットとは、体を動かすことによって消費カロリーを増やすのが目的。

また、この二つを混合させたハイブリッド型もある。本書で提案する「レコーディング・ダイエット」もこのハイブリッド型に分類されるだろう。

その他、脂肪吸引や胃切除など過激な方法や、入院・断食道場など特殊な方法もある。

これらすべてを、わかりやすいように一覧して格付けをしてみよう。

・断食（ファスティング）
食餌系のダイエット法では、まず、食べる量を減らす、という単純な方法がある。量を極端に減らすのが、断食ダイエットだ。

経済的には、断食道場や病院でのダイエット入院なら高額になるが、自分で行えば、ほとんどお金はかからない。食べないのだから、普段より食費が浮くくらいだ。

かわりに、手間や時間はかかる。ファスティング中は、激しい運動は厳禁。軽い運動も避けた方がいい。従って、仕事や家事といった日常的な仕事もこなさない方が良い。土日の休みをつぶして敢行する、という気持ちが一番だろう。

苦労すれば確実に効果は出るが、簡単にリバウンドするという特徴をもつ。特にファスティング終了後のドカ食いに注意が必要だ。

・カロリーダイエット

長期的に食べる量を減らす方法としては、カロリーダイエットがあげられる。摂取カロリーと消費カロリーを計算し、摂取カロリーが消費カロリーを上回らないようにする、というのが基本方針のダイエット法だ。もともとアメリカの病院で、肥満治療として考案されたものなので、最もクラシックで確実なダイエット法と言える。

通常食べている食事内容や量を変えるだけなので、余分なお金もほとんどかからない。非常に投資が少ない割に、効果は確実。他のダイエット法との組み合わせも可能なので、定番のダイエット法だ。

・代替食品ダイエット

三食のうち一食、食事のかわりに○○を食べる（飲む）というダイエット法。いま人気は、マイクロダイエット・シリーズのジュースやスープだ。最近話題の豆乳クッキーや昔から根強い人気のプロテインなどもこの代替食品ダイエットである。

問題は、長期的な効果だ。食べている時はやせるが、ある程度続けると体重の減りが止まる。しかも、やめると必ずリバウンドしてしまう。この方法だけに頼らず、他のダイエット法と組み合わせて使うのがコツだろう。

値段は、コンビニ弁当を買うのと比べ、かなり高め。しかし自分でダイエット食を作ったり、献立を組み立てたりするのに比較すると、時間も手間もほとんどかからない。ダイエットにお金は使えるが、手間はかけられない、という人向けである。

・特定食品ダイエット

キャベツ、りんご、こんにゃく、寒天、野菜ジュースなど。低カロリーで繊維の多い特定の食材一つを、大量に摂取するというダイエット法。それで空腹感をまぎらわせ、全体の摂取カロリーを減らそうというもの。

代替食品ダイエットと違い、お金はあまりかからない。手間も本来はあまりかからないが、しょせん同じ食材なので飽きてくる。

長期で考えるなら、低カロリーで繊維たっぷりの様々な食材を、普段の食事に積極的に取り入れる、といった方法が現実的かもしれない。

・栄養素除去ダイエット

いま流行のダイエット法で、アトキンソン法などが有名。完全に炭水化物を抜くという食餌法である。やせるスピードは速いが、体のバランスが狂うので、ダイエットをやめたあと、体がバランスを戻そうとするせいか、リバウンドが激しい。食事に対する欠乏感も激しいので、維持するのにはかなりの意志力が必要。

やせた後、他のダイエット法に、徐々にスライドさせていくことが大切になる。

・時間管理ダイエット

朝ご飯を多めに、晩ご飯を少なめに食べる、というのが基本的方針。朝はその後活動するので摂取したカロリーが消費されやすいが、夜は寝るだけなので、カロリーが脂肪として蓄積されやすい、という理論にのっとっている。

地道に少しずつ体重は減るけど、目に見えるような素早い効果がでにくいので、根気のある人向けと言える。

続いて運動系のダイエット法を紹介しよう。

運動系ダイエットは、運動によるカロリーの消費だけが目的なのではない。筋肉をつけることによって、体形を整え基礎代謝をあげる。またストレッチや有酸素運動、マッサージによって血行やリンパの流れを促進し、太りにくい体を作るなどを目的とする。

・屋外有酸素運動

ウォーキングやジョギングがここに該当する。通勤時、電車を一駅手前で降りて歩く、駅から自転車に乗らず極力歩く、駅や会社でエレベーター・エスカレーターは乗らず階段にする、といった、「日常生活での運動量を増やす」というのも、ここに含まれる。

手間や時間はかかるが、お金はかからない。食事制限と違って、そのまま続けることに問題は無いので、生活の中で習慣化するのがコツ。歩くこと、走ることが楽しめない人は、続けるのがやや難しい。

・室内器具なし運動

いわゆる美容体操から、ストレッチ、ヨガ、エアロビクス、腹筋など、自分一人で何も使わずにできる運動のすべて。話題のリンパマッサージや深夜通販で人気の「ビリーズ・ブートキャンプ」などもここに含まれる。

特別の器具を使わないので、お金はかからない。せいぜい、マニュアル本やDVD代金で十分だ。毎日一〇分だけすることも、四〇分のプログラムを組むことも自由。

所要時間は完全に自由。忙しいから一〇分だけなど、どんなに忙しい人でも、自分にあったペースで続けられる。逆に言うと、自分で決めたスケジュールやノルマを守るのにはかなりの意志力が必要。続けられずにやめてしまうとあっという間にリバウンドする。

・室内器具トレーニング

本格的なフィットネスマシーンやダンベル、腹筋用のローラーやスプリング器具、バランスボールなど、器具を使った室内でのトレーニングをすることによるダイエット法。

屋内ランナー、ロデオボーイ、屋内サイクリング機など電動器具も含まれる。ウォーキングなどに比べると、天候にも左右されず、自分の都合の良い時間にできるので続けやすく、短時間の運動で効果が得られる場合もある。飽きっぽいけどお金に余裕のある人は、次々と新しい器具を試してみるのも良いかもしれない。

どんなに目先をかえても、自分一人で黙々と行う、という点ではかわらない。自分で計画をたてて、続けることが不得意な人は、別の方法を選ぶほうが良いだろう。

・施設内トレーニング

スポーツジムやプールで、汗を流すダイエット法。高いお金を払い、清潔で機能美あふれる施設で、最新のマシンを使い、専任のコーチから指導を受ける。こういうことが、励みになる人は多い。お金も時間もかかるが、通い続ければ効果は得られる。

毎日通うわけには行かないので、効果はすぐには現れにくい。長期間通えば、必ず効果が出る方法だ。

・施設内マッサージ

瘦身プログラムを指導しているエステに通い、全身をマッサージしてもらう方法。気持ちいいし、マッサージ後にはサイズもある程度減るので女性には人気が高い。しかしエスティシャンとは「皮膚の専門家」であって、「体の専門家」ではない。あくまで「気持ちよくやせる補助手段」と割り切って利用するなら、自分へのご褒美としてはいいかもしれない。

ここまでにあげた食餌系・運動系を併用したハイブリッド法というものもある。まずはよく言われる「ダイエットのコツは、食事のカロリーを下げて、運動すればいい」という奴だ。

欠点はただひとつ。これを維持するのには最大限の意志力を必要とする、というだけ。なんせ「食べるのをガマンして」おまけに「毎日、激しい運動する」わけだ。それではやせて当たり前で、そんなことができるなら誰も最初から太ったりはしない。

あなたの周りにもいるのではないだろうか？　カロリーのことをいつも気にしていて、スポーツジムにも通いながら、なぜかやせていない人たちが。そういう人たちは、この方法の効果のすごさに惹かれながらも継続の難しさに挫折ばっかりしている人たちだ。

結果として小規模のダイエットとリバウンドを年中繰り返していることになる。

理想的であることは確かだが、実行できる人は『ワシントン・ポスト』のデータどおり〇・五%なのかもしれない。「絵に描いたモチ」のような理想論である。

・レコーディング・ダイエット

次章以降、本書で説明するダイエット法。詳しい説明はあとで述べるが、お金も体力も使わないので維持が簡単。手間は少しかかるけど、慣れれば自動車の運転や自転車のように日常で無意識にできるようになる。

体育会系ダイエットのように「とりあえず根性を出せ!」みたいな精神論とは無縁であり、著者である私のように運動嫌いで怠け者で、でも本を読んだり考え事をするのは苦にならない、いわば「文系のためのダイエット」である。

その割には、一年で五〇キロ落としたという実績からおわかりの通り、即効性にもすぐれている。原理的にリバウンド・リスクも最小限に抑えられる。

まさに、理想的ダイエット法である。

以上が、主なダイエット法だが、最後に特殊なものを紹介しておこう。

・医学療法

高度な肥満で、歩行が困難だったり、脂肪が内臓を圧迫しているためにあきらかな弊害が出ていたり、糖尿病で命が危なかったりする場合、医学的な治療を行うことがある。最も確実なのが、脂肪吸引。脂肪を外科的に除去してしまう方法だ。健康な胃を外科的に切除してしまう、という方法もある。米国の医者には肥満療法として胃のバイパス手術を奨めるものもいるが、胃の消化力を落とすため、残りの生涯にわたって大量のビタミン剤摂取が不可欠になるという事実は案外知られていない。薬品の摂取を怠ると、最悪の場合、死に至る。

これらの方法は確実にやせられるが、費用が高額になる。入院が必要なので、仕事にも支障が出る。しかも、健康を損ねる方法なので、日本では「肥満のせいで明らかに命の危険がある場合」のみに適用される。

穏当な方法としては、完全な食餌管理。厳密なカロリー計算のもと、病院食だけを食べてやせる、というものもある。経費も時間もかかる方法だが、肥満のせいで発症した

表2 ダイエット方法のリスク・リターン格付け表（H=ハイ、M=ミドル、L=ロー）

| 種別 | ダイエット法 | 代表例 | 投資 | | | リターン | | リスク | | 格付け |
|---|---|---|---|---|---|---|---|---|---|---|
| | | | 経済負担 | 体力負担 | 手間・時間負担 | 短期効果 | 長期効果 | リバウンド | 健康に対する長期的悪影響 | |
| 食餌系 | カロリーダイエット 短期 | ファスティング(断食) | L | H | M | H | L | H | L | -1 |
| | カロリーダイエット 長期 | カロリー制限 | L | L | M | H | M | M | L | 4 |
| | 代替食品ダイエット | マイクロダイエット | H | L | L | H | M | M | L | 3 |
| | 特定食品ダイエット | りんごダイエット | L | L | M | H | L | H | M | 1 |
| | 栄養素除去ダイエット | 炭水化物抜き・脂肪抜き | M | L | H | H | M | M | M | 1 |
| | 時間管理ダイエット | 朝中心派・夜食べない派など | L | L | L | L | M | L | L | 4 |
| 運動系 | 屋外有酸素運動 | ウォーキング・ジョギング | L | M | H | L | M | L | L | 1 |
| | 室内器具なし運動 | ヨガ・ストレッチ・マッサージ | L | M | H | M | H | L | L | 3 |
| | 室内器具トレーニング | ダンベル体操・室内自転車 | H | H | M | M | L | L | L | -1 |
| | 施設内トレーニング | スポーツジム・水泳 | M | H | H | H | H | M | L | 1 |
| | 施設内マッサージ | エステティックサロン | H | L | H | M | L | M | L | -1 |
| その他 | 外科的手段 | 外科手術 | H | H | H | H | H | H | H | -3 |
| | 世間との断絶 | 病院のダイエット入院 | H | M | H | H | M | L | L | -1 |
| ハイブリッド型 | ハイブリッド | カロリー制限+スポーツジム | H | H | H | H | H | M | L | 0 |
| | | **レコーディング・ダイエット** | **L** | **L** | **M** | **H** | **H** | **L** | **L** | **6** |

病気の治療と並行して行われるので安全で確実。医師や看護師に隠れて間食をしない限り、もちろん確実にやせられる。

いずれにせよ、完全に他人の力でやせるわけなので、その後、生活態度を改めない限り、確実にリバウンドする。リバウンドを防ぐためには、先にあげた食餌系・運動系のダイエットを組み合わせて使うしかない。

以上、さまざまなダイエット法をざっと一覧し、格付けしてみた（表2）。

読者の方それぞれにとって「時間をかけるのは惜しまない」「お金がかからない方法がいい」など、ひとそれぞれの格付けもあるだろう。

自分に合ったダイエット法をあれこれ想像しながら、いよいよ次章からは「レコーディング・ダイエット」のノウハウに入っていこう。

# 第三章　助走・太る理由

いよいよ、この章から「レコーディング・ダイエット」の内容を説明しよう。

レコーディング・ダイエットとは「記録することによるダイエット」であり、記録するという行為の積み重ねによって自分の行動管理を目的とする。

……と、いきなり定義を書いてしまうとミもフタもない。「記録する方法は、『ためしてガッテン』で見た」「そういうノートも売っているぞ」という方もいるかもしれない。

しかし、これからご説明する方法は、そうした過去の手法と似ている部分もあるが、私がオリジナルで工夫して編み出した方法であり、思考法である。

なんだか難しくて面倒くさそうに思えてしまうかもしれないが、いやいや、むしろ逆。具体的に説明したら、まず既存のダイエットよりよっぽど制限が少なくて、前章までを読んで「よし！　ダイエットするぞ！」と張り切っている人は肩透かしを感じてしまうだろう。

レコーディング・ダイエットは、以下の段階(フェーズ)で進行する。

一．助走
二．離陸
三．上昇
四．巡航

ちょっと説明がオタクっぽくて申し訳ないけど、飛行機の発進プロセスになぞらえて説明しよう。

まず、飛行機が滑走路で徐々にスピードをあげていくのが「助走」。この章では助走段階を説明する。助走はもっとも重要かつ全体の核になる段階である。

次に、いよいよ飛び立つのが「離陸」段階。助走で準備ができていれば、難なくこなせるだろう。

「上昇」段階は飛行機が一気に上昇するように、減量が進行する時期のことである。毎週のように面白いほど体重が落ちてサイズが小さくなる。

「巡航」段階というのは、高度を上げてから飛行機が水平飛行している状態のこと。この段階は、減り幅をキープする時期だ。ここまででおそらく二〇〜三〇キロの減量が完了しているだろう。

で、ここから先が停滞期・リバウンド対策の最終段階だ。

五．再加速

六．軌道到達

「再加速」段階では停滞期を突破し、最終目標体重へと進む。

最終段階の「軌道到達」段階では、航空機というよりロケットやスペースシャトル的なアナロジーで用語を選んだ。人工衛星は、それ自体は動力もエンジンもないのにずっと軌道上に浮いている。これと同じく「軌道到達」段階は、ダイエットそのものをやめてもずっとやせている、スリムな体型を維持し続けることが目的だ。

では、「助走」段階の説明……のために、まずは私の個人的な話からはじめよう。

私がどのように「助走」段階を発見したのか。そしてレコーディング・ダイエットとはなんなのか。

それにはまず、一年前の私の姿から説明するしかない。

体重一一七キロ、体脂肪率四二%の巨漢が東京・吉祥寺の街を歩いている。桜の季節が過ぎたばかりだというのに、歩いているだけで汗をかき、フウフウ息を切らせ気味だ。コンビニでソフトクリームを買い、歩きながら食べて、食べ終わるころには吉祥寺名物のお肉屋さん「肉のサトウ」の行列に並んでいる。ソフトクリームで甘くなった口を名物メンチカツで満足させるためだ。

このデブちんが一年前の私だ。身長は一七一センチ、ウエストは一二〇センチ。上着のサイズはなんと5L。Lサイズの上がLLサイズで、その上が3L……の5Lだ。

もちろんそんな服、ユニクロとかには売っていない。「大きいサイズ専門店」とか通販で買うんだけど、デザインはいまいちで種類も選べない。なんとなく「デブはカジュアルでも着てろ!」みたいな服が多かった。

飛行機に乗ったら安全ベルトは締まらないので、エクステンションという補助ベルトをもらう。それでも席が狭くて苦しいので、スーパーシートを選ぶ。新幹線では普通席に座ると隣の人があからさまにイヤそうなのでグリーンに乗らざるを得ない。あんがいデブ生活には余分な金がかかるのだ。

それでも、私は幸せだった。別にやせたいとは思っていなかったし、なにより「食べるのをガマンしてまでやせる」なんてとても考えられなかった。

だって私は……自称「グルメ」だったんだもん。


「いま一番住みたい街」で五年連続トップの街、それが吉祥寺だ。大阪に生まれ、二八歳で吉祥寺に引っ越した。もう二〇年も住んでいることになる。新しい店やレストランが毎週のように生まれる街。そんな吉祥寺に住んでいる私は、食べ歩きが趣味だった。新しい店が開いたと知るや、即座に食べにいき、あれこれ批評する。

その頃、つまり一年前の桜の季節、吉祥寺は新しいお店の開店ラッシュだった。街のいたるところで、最新流行のお店が何十軒も開店した。

『Ｈａｎａｋｏ』などの情報誌は吉祥寺特集を繰り返し、私はそのすべてに目を通した。ネットの吉祥寺グルメ情報に目を通し、美味しいもの好きな知人にもたずねまわった。

毎日食べ歩いていると、何が美味しかったか、雰囲気は良かったなど、細かいことは忘れてしまう。ついに私はメモまで取りはじめた。

メモはどんどん増えていく。

「せっかくここまで、ハマっているのだから、食べ歩きエッセイみたいなのを出そう」

そう考えると、ますますメモが詳細になっていった。

ところが、あるときにそのメモを見返して不思議なことに気がついた。

私は別にトンカツとかハンバーガーばっかり食べているわけではない。和食だって、蕎麦(そば)や自然食みたいな、いわゆるヘルシーなものだってそれなりに食べている。

なのになぜ、私は太っているんだろう？

そんなにムチャな食生活を送っているとは絶対に思えない。ではなぜ？

わからないときは、詳細なデータを集めるに限る。会社の経営が苦しいときも、まずやるべきことは、お金の出入りの把握だ。自信満々で発売した商品の売れ行きがイマイチだったときも「発売から週何個ずつ売れたのか」「どんな店で何個ずつ売れているのか」という、売れ数の把握が第一歩だ。対策をすぐに考えたり、理由を安易に想像したりすべきではない。

私のような中小企業の経営者なら誰でも知っている鉄則だ。

現状を、冷静に数字で把握すること。具体的に、細かい勘定科目まで把握し、それから、合計したり、差し引きしたり、平均をだす。と、冷徹な事実が見えてくる。

カード破産する人は、全員必ず、自分の借金の総額を知らない。利息をいれて、一ヶ月の返済額がいくらかも知らない。一ヶ月の収入がいくらで、生活費はいくらなのかも、知らない。破産する人はかならず「自分の借金状況を知らない人」なのだ。

借金状況など簡単にわかる。具体的な数字を書き出して、足してみるだけだ。が、そんな単純なことができない。

「やったら、怖い結果がでそうだから」

少し考えればわかることだが、計算することで怖い結果を招くわけではない。結果が怖いなら、既にもう怖い状態に陥っていて、そこから目をそらしているだけだ。どれくらい怖いか？　どうやって現状を乗り越えるべきか？　打開策の第一歩は？　すべて、具体的な数字の把握から始めるしかない。

同じく、ひょっとしたら私はすでに「体重的に破産」しているのかもしれない。そう考えてみた。だっていま、自分の体重を知らないし、「なぜ太っているのか」について自分でもわからない。

これって当たり前みたいに思っていたけど、カード破産の人たちと同じじゃないだろうか？

自分の「太った体」も、何らかの行為の結果に違いない。その一番の原因は、自分が食べたもののはずだ。

そこで今までつけていた「食べ歩きメモ」を、もっと詳細につけることにした。朝・昼・晩、すべて記録する。おやつもつける。

それまで年に二回ほどしか計らなかった体重も、毎日のように計りはじめた。

前置きが長くなった。この「メモをつける」というのがレコーディング・ダイエットの第一段階、「助走」だ。

レコーディングとは記録（レコード）するの現在分詞である。毎日、欠かさず記録（レコーディング）をつけるから、レコーディング・ダイエット。

やることは「口に入れたものを全て、毎日メモを取る」「毎日、同じ時間に体重を計りメモを取る」の二つ。この記録(レコーディング)をとるだけでいい。

この期間はダイエットや食事制限などいっさい意識しなくていい。とにかくいつもどおり、食べたいものを食べて、飲みたいだけ飲むこと。どちらかというと「ダイエットをガマンするのが目的」だと考えて欲しい。

とにかく、いままでと同じ食生活を続ける。そして、ただ単にそれを記録(レコーディング)するだけ。

専用の小さなメモ帳を持ち歩いてもいいし、携帯メールで自分のアドレス宛に送信して「daiet.tex」のファイルなどを作ってそこに転記するだけでもいい。

まず、内容を正確に書く。ポテチ一枚からコーラひとくちまで、省略せずに書く。食べた時間も書く。自分がついつい間食するタイミングや、ドカ食いしてしまうきっかけを知るためだ。

毎日、同じ時間に体重を計る（可能ならば体脂肪率も）。朝、トイレに行った後が、一番良いといわれているけど、自分が忘れずきちんと計れる時間ならいつでもいい。（もっと精確に記録をとりたいという場合は、朝晩二回計ると良い。朝起きてトイレの

| 助走　日目（開始から　日目）　体重　kg・体脂肪率　% |
| --- |
| 時　分頃…… |
| 時　分頃…… |
| 時　分頃…… |
| 時　分頃…… |
| ⋮ |

**「助走」段階でのメモのサンプル**

助走133日目（体重107kg・体脂肪率39.5%）の著者の食事は「朝食：五穀米ポークカレー、フライドポテト4切れ、ハーブサラダ」「昼食：発芽玄米おにぎり2個、30品目ナムル」「間食：無脂肪ラテ、アイスコーヒー、昆布茶」「夕食：タン塩、ラム、豚トロ各1/2人前、野菜スープ、キムチ盛、サンチュ」だった。

あとすぐと、晩ご飯の後すぐ。一日のうちで一番体重の少ない時間と、一番多い時間だ）

この「助走」を続けていると、自分が食べたものと、体重との相関関係が見えてくる。やせるためにはどこを変えればいいか、どうすれば効率よくダイエットできそうか、予想がつくようになるはずだ。

しかし、この段階ではダイエットはしない。ひたすら、記録取り（レコーディング）に徹する。意志力の弱い私がここまで減量に成功できたのは、この「可能な限り記録をとる」「最初は記録をとるだけで、絶対にガマンしない」というルールを愚直に守れたからだ。

とりあえずは毎日、体重と「口に入れたもの」のメモを取ること。「ああ、これは食べちゃダメだった」とか考えなくていい。罪悪感や反省からはなにも生まれてこない。

とりあえず気楽に。続けていれば絶対に体重は減るから、安心してまずはレコーディング＝「食べたものと体重の記録」からはじめよう。

参考までに私は、二〇〇六年四月からこの「助走」を開始した。四月から八月末までの五ヶ月間、私は食事制限とかをいっさいしていない。単に「毎日、食事メモをつける」「毎日、体重メモをつける」というのを繰り返しただけ。

するとどうなったか？　五ヶ月間で私の体重は一〇七キロになった。つまり一〇キロもの体重が、食事制限もなにもなしで落ちたのだ。

「助走」の期間は一週間で充分という人もいるし、私みたいに五ヶ月もかける人もいる。私はダイエットをすることになかなか決心がつかなかった意志薄弱な人間なので、五ヶ月も必要だった、というのが真相だ。

いちおう断っておくけど、同じ助走をはじめたとしても、体重七〇キロの人間が五ヶ月助走だけしても、体重六〇キロになるわけじゃない。私のようにもともと一一七キロもあるような超重量級のデブチンなら、五ヶ月の助走期間中にそれぐらい落ちて当然、という意味に解釈して欲しい。

たぶん普通の、というか周囲の誰から見ても太っている程度の肥満体なら、毎月一キロ程度落とせれば、助走期間としてはかなり上出来だと思う。

この「助走」期間の私の食生活というのも、いいかげんすごい。思い出すのも恥ずかしいけど、記録が残っているからしかたない。

夜中に焼肉食うし、発作的にコンビニへ走ってチョコとか柿の種とか高カロリーなお菓子買いあさって、コーラやファンタを毎日三本もがぶ飲みして、という生活だった。

満腹でお腹いっぱいなのに「スイーツ食べなきゃ食事にならないよね〜」とか言いながら残さず平らげたし、宅配ピザを頼んだら一人でMサイズ全部食べて、サイドメニューのポテトとかチキンスティックとかアップルパイまで食べていた。食べきれない分はテーブルの上に残して、お腹が苦しくなくなったらまた食べて、ゴミ箱にいくような残り物は出さなかった。

ああ、いま書いているだけで胸焼けがしてきた。なのにこの時期、体重は一〇キロ減っている。

運動なんか、もちろんしていない。多少遠回りしてもエスカレーターに乗るし、雨の日は部屋から出ずにパソコンで仕事してＤＶＤ見てデリバリーで中華とかピザ取って眠たくなったら昼寝して、という生活だった。

でも、体重はなぜか一〇キロ落ちた。

原因はおそらく、「無意識のうちに太る行動を避けていた」ということだろう。ここ、重要だから注意して欲しい。

「なぜ記録するだけで一〇キロ落とせたのか？」がポイントではない。「太る行動を無意識に避けるだけでやせる」のである。太っているのは、毎日まいにち「太り続けるための行動」を繰り返している成果なのだ。

意外に聞こえるかもしれないが、太っている人は誰も、そうは考えていない。太っている人に「なぜ自分は太っていると思うか」をインタビューしてみると、こんな答えが返ってくるはずだ。

「水を飲んでも太ってしまうんです。太りやすい体質なんです」
「仕事柄、外食が多くなってしまって、食事が偏りやすいんです」
「デスクワークですから、どうしても運動不足で」

「接待が多いので、夜にビールをたくさん飲むことになりがちで」

大間違いだ。ひとつずつ、検証しよう。

「水を飲んでも太ってしまうんです。太りやすい体質なんです」

そんなことは、太っている理由にならない。水を飲んだだけでは太らない。塩分を摂りすぎているのに水を飲むから、体が浮腫むのだ。

「仕事柄、外食が多くなってしまって、食事が偏りやすいんです」

外食＝肥満、と考えている人が多いが、そんなことはない。太っている人は、わざわざ、太りそうな店を選ぶ。ファーストフード、焼肉屋、ステーキハウス、トンカツ屋、中華料理屋、フレンチ、イタリアン。かつての私も、週に二度、焼肉屋に通っていた。

レストランのメニューでも、とりわけ太りそうなものを選ぶ。

寿司屋に入ったらアナゴに大トロ。蕎麦屋に入ったら天麩羅丼。サンドイッチはカツサンド。ステーキハウスならサーロイン。焼肉はまずカルビ。太っている人が好きなメニューは、なぜかよりによって「太りそうなメニュー」なのだ。

以前、コンビニの棚の前で一番食べたいものを手にとってカロリーを見たら、その棚で一番高カロリーだった。他の棚でも試したが、すべてビンゴ。愕然とした。

「デスクワークですから、どうしても運動不足で」

デスクワークをすると太るわけではない。仕事内容、活動量に応じたカロリーを摂ればよいのだ。そうすれば、太らない。

運動不足も大きな問題にはならない。ダイエットのメインは食事管理だ。運動は補助的なものにすぎない。多少は運動もした方が良いが、しなくてもやせられる。

「接待が多いので、夜にビールをたくさん飲むことになりがちで」

ビールを飲んでも太らない。一緒に、脂っこい料理を次々と食べるから太るのだ。少しつまめばよいものを、あきらかに食べすぎている。

私は酒が飲めない。それでも飲み会では人一倍盛り上がり、料理をもりもり食べた。人がビールでお腹をふくらませる分まで、脂っこい料理で胃袋をみたす。これで太らないはずはない。

おわかりだろうか？　並外れて太るのは、「並外れて太る行動」をとり続けた結果なのだ。たえまなく太る努力をし続けなければ、そんなに太り続けることなどできない。

並外れて太っていた私は、当然、「並外れて太る行動」をとり続けていたのだ。けれどかつての私は、それにまったく気づいていなかった。自分が太っているのは、太っていない人に比べて、何か別に原因があると思っていた。

「自分は他の人より太りやすい体質なんだ。体質だから変えようがない」

「まだ発見されていない肥満遺伝子があるのかもしれない」

「消化酵素の異常というのも考えられる。だいたい、大食い選手権で優勝する人は、みんなやせてるじゃないか」

「食べたいものをガマンすればストレスがたまる。太りやすい体質なんだから、一生、食べたいものをガマンし続けることになる。そんなことはバカげてる」

「だいたい、同じように食べているのに、太っている人とやせている人がいるじゃないか。太りやすいという理由で、自分だけガマンするなんて不公平だ」

「仕事をがんばっているから、ストレスも多い。だから太る。太るのは、仕事に打ち込んでる証拠だ。不安定な自由業なのだから、ストレスも人より多い。仕方ないのだ」

こんな風に、心の中で様々な言い訳を繰り返していた。世のメタボリック症候群を心配している男性諸氏も同じような気持ちなのではないだろうか。

そうは言っても、年々衰えてくる体力は何とかしたい。数年前に比べて、風邪(かぜ)をひきやすい。しかも、治りにくくなっている気がする。やせることで、健康や体力を取り戻せるなら、それに越したことは無い。

ダイエットをするしかないかな。そうも思っていた。

思ってはいても、なかなか実行までは行かない。発作的に少し食べるのを控えてみても、数日後には元通り、ということが何度かあった程度だ。

これが私自身の助走をはじめた頃の気持ちだった。

さて、その頃はまさか記録(レコーディング)するだけでダイエットになるとは夢にも思わず、ただひたすら食事メモをとり続けていた。当時の私は「やせたい」ではなく、「なぜ私は太ってるのか?」という疑問の答えが知りたかっただけなのだ。

まじめに記録し続けて二週間。「面倒だなぁ」と思いながら自分の食べたものを「食事記録」と題したテキストファイルに黙々と書き込んでいたときのことだ。

書いているうちに小腹が空き、ファンタとおかきをつまみながら、書き続けた。で、気づいた。

(うぉう！　危ねぇ。あやうく、おかきとファンタ書き忘れるところだったぜ)

あわててそれも書き込む。

……あれ？　……

なんで書き忘れるんだろう？　半日も前の食事ならともかく、いまこの瞬間に食べているものの事など忘れるはずはない。あれ……？

そう考えると、いくつも「書いてない食事」があるのに気がついた。たとえばコーヒー。コーヒーはノーカロリーだからいくら飲んでも大丈夫。だから書かなくてもいいや、と思っていた。しかしコーヒーは厳密に言えば五kcalある。

近くのカフェでコーヒーを頼むとクッキーをサービスしてくれる。たいていは残しているが、たまに甘みが欲しいときに一個かじることもある。それも書いていない。

ＮＨＫの楽屋に常備しているお菓子も、食べても書いてないときのほうが多い。

気になりだすと、メモはどんどん細かくなる。ついに私は「口に入れた全てのものを記録する」というルールをバカ正直に守りだした。食べたものだけでなく、量、時間もつけるようになる。

「一五：三〇　楽屋でバカうけ二枚。ポテチ五枚。ポッキー二本。コーラ三五〇ミリ」

さすがに水は記録しなかったが、どうしようかと迷ったほどだ。

するとまぁ、出てくる、出てくる。一日に私はこれだけの分量の、ご飯以外の「おやつ」「ドリンク」を体に入れているのか。しかも、書くのが疲れるほどの頻度だ。

特に夜の九時を過ぎてからは三〇分ごとになにか口に入れている。それが深夜の三時まで続き、寝る前にもう一口食べて満タンにしてから寝るのだ。

これは太る……

私は呆然とした。もし私が記録をつけずに、いきなりカロリー制限などのダイエット法をはじめたら、こんなに正確無比な、つまり心に痛い現実認識は得られなかったに違いない。

メモをバカ正直につけると、いろんな現実が、それも「統計的な事実」として見えてくる。私は自分を「わりとグルメかな？」とか思っていたけど、とんでもない。毎日、同じようなパターンで同じようなものを食べているだけだった。

二日に一回は、近所のコンビニでサンドイッチを買っている。たいていハムチーズサンドかダブルチーズサンド。たまにコールスローサンド。

それがそんなにおいしかったっけ？　と自問自答してみるが、答えはＮＯ。「好きだから」というより、「とりあえずサンドイッチ食べたい。棚の上にある中から選ぶとハムチーズかな？」という基準で選んでいたとしか思えない。そんなマヨネーズとバターまみれのパンを食べて、何が野菜だ。

この調子をあと二〇年続けたとすると、三六五日×二〇年×二分の一で三六五〇個、サンドイッチを食べる計算になる。私の体はコンビニのサンドイッチでできているの？　そういう気分になってきた。

「食べたいものをガマンして三〇年ダラダラ生きるより、食べたいものを食べて一〇年グルメで幸せな人生を歩みたい」と考えていた。が、その一〇年が、ハムチーズサンドだったら、どうだろうか。なんて安い人生だろう。

おやつもワンパターン。柿の種にポテチ、チョコレートに歌舞伎揚、そしてコーラ。塩辛いものを食べたら、口の中をリフレッシュするためにチョコを食べる。チョコと柿の種とコーラの「三角食べ」だ。

こういうものを食べるときって、お腹がすいているわけじゃない。強いて言えば、何か塩けのきいたパリパリしたものを嚙み砕いて飲み込む。そのときの、舌や歯ぐきやノドに対する刺激がほしいだけの気がする。嚙んで味わって飲み込む。飲み込んだ瞬間、またすぐ、次がほしくなる。まるで中毒症状だ。

私自身が思い込んでいた「太っているけど、グルメで優雅な食生活」という幻想はガラガラと崩れてしまった。

他にも「食べた時間の記録」を見てわかったことがある。

私には「魔の時間」とも言うべき時間帯が存在していた。具体的に言うと午後一〇時から深夜二時の間だ。たいてい、夜の九時までに夕食は済ませている。しかしその後深夜二時までの間に三〇分ごとに、はなはだしいときは一〇分ごとになにか食べ続けているのだ。

食べた総量よりも、その頻度と無自覚さがショックだった。

あと、仕事に集中している時間帯は、ほとんど何も食べていない。マンガを読んだり、ＴＶを見たりしている時間に、やたらお菓子に手が伸びて、まとまった分量を食べてしまっている。

何かを食べている時間と、仕事のスケジュールを重ね合わせると、この法則が見えてきたのだ。

仕事のストレスで太るわけでも、仕事が忙しいからダイエットできないわけでもないらしい。心を空っぽにする「気分転換」の時に無意識に食べている。それが私の「太るための行動」だった。

これじゃダメだ、ダイエットした方がいいよなと思いながらも、なかなかダイエットに踏み切れなかった。というのも、ちょっとカロリーを調べて計算してみると、とてもダイエットなんかする気にはなれなかったのだ。

たとえば私が愛してやまない餃子。焼き餃子のカロリーは一個一〇〇kcalだ。たった一個で、だ。これが餃子と大盛り炒飯のセットだと、一五〇〇kcal。成人男性がダイエット中にめざすべきカロリー数だ。餃子と炒飯だけで一日分の必要カロリーになってしまう。餃子と炒飯だけで一日暮らせと言うのか?!

トンカツ、ステーキ、分厚いハンバーガー。私がふだん選ぶような料理だと、どれも似たり寄ったりだ。これでは、一日一食で暮らせと言われているようなものだ。できるわけがない。

とは言え、レコーディングなんてやめよう、とも思い切れなかった。というのも、メモをつけてしばらくすると、なんと体重が少しずつだが減りはじめたのだ。

お菓子をちょっとつまもうと思ったときも、「これもメモしなきゃ」と思うと、なんかちょっと面倒な気分になる。「食べてもいいけど、メモする」というルールなんだから、食べるのはかまわないはずだ。でも、その後の「メモを取る」(レコーディング)という行為のほんのちょっとした面倒くささがブレーキをかけているようなのだ。

以前は「食べよう」という決意もなしに、当然のように食べていた。それを、一度はっきりと意識するだけで違うのだ。「食べたい」気持ちより、「メモするのが面倒」と思う気持ちが大きい場合は食べないことにする。やっぱり食べたいときだけ食べる。コンビニでお菓子を買うときも、「今日もまた柿の種と書くのか？」と思うと、今日は別のものにしようかと考えることもある。

こういうちょっとした気遣いの結果が、ゆるやかな体重減少となって現れたのだろう。それでも週一回は焼肉屋に行っていたし、毎食苦しいほど食べていた。

そんな生活をしながら、体重と食べたもののレコーディングだけは休まずに続けていると、なんと五ヶ月の間に一〇キロもやせてしまったのだ。

レコーディングだけでやせられるなんて感激だった。というより、今までいかに「太るための努力」を怠らず熱心に続けてきたか、と思い知らされた。

それ以外に考えられない証拠が目の前にあった。

私の自己評価としては、「瞬発力は人一倍あるけれど、継続力は全然ない」と思っていたけど、食べることに関しては、ほんとうに途切れなく努力をし続けてきたのだ。

その努力（？）の積み重ねの結果が一一七キロだったわけだ。ほんの少し、その「努力」をやめるだけで一〇キロもやせてしまったのだ。

毎日毎食、レコーディングする必要性はこれで了解いただけただろう。

あなたの体重は、あなたの無意識の「太る行動」でようやっと維持されている。その維持するという努力をやめるだけで、あなたの体はやせはじめる。

とりあえず今は「まず現状を知る」というところからはじめよう。

・自分が太っているのは、実は「太り続けるような食事・行動を取っているから」という事実を知ること。

・その「太り続けるような食事・行動」とは具体的にはなにか？ を特定すること。

罪悪感や反省はまったく必要ない。あなたが「そういう行動」を取っているのには、絶対に理由があるはずだ。

日常のストレス、長年の習慣、ただ単に「好きでしょうがないから」。

これらはすべて立派な理由だ。やめる必要なんかない。

やめなくてもいいから、それが「太っている原因」だということだけ、自覚しよう。

「でも、もしこれを二回に一回ガマンしたら」とかいつのまにか考え出したら上等だ。その程度でかまわない。考えるだけで実行しなくても、この段階はかまわないのだ。

ダイエット情報をたくさん仕入れて、常に自分のしていることに罪悪感を抱きながら生きている人は多い。そんな人ならレコーディング中に、「あぁ、こんなものを食べてしまった」と自分を責める気分になるかもしれない。そう思いはじめるとレコーディングが自分にとって本当に辛い作業になってしまう。自分に嫌気がさす程度ならよいが、自己嫌悪で元気がなくなってしまうのでは、意味がない。

レコーディングだけの助走期間は、対策を練る期間なのだ。

ダイエットという旅路のための旅行プランを練る期間。「わ〜、これをやめるだけで、すごくやせられるかも？」「やめるのは無理でも、二日に一回にするだけで」とか、楽しくプランニングしよう。

「太っている」という状態は、絶対に「太り続けるような行動」を毎日取らないと維持できない。軍隊や刑務所など「同じ行動と食事」を強要される場所で生活すると、みんな体型が似通ってくるのが証拠だ。「太りやすい」「太りにくい」という体質差はあるかもしれないけど、そんな微妙な差よりもはるかに「行動による差」が大きい。

「太るような行動」を毎日、それも無意識にまで習慣化しているからこそ、人は太る。だから「太っている」という状態から逃れるのは簡単だ。まず自分がいかに「太り続ける行動」を毎日しているか、充分知るだけでいい。カロリー制限なんて、まだ必要ない。まず現実を、それも「自分自身が目をつぶろうとしている現実」を把握するのが一番なのだ。

とりあえずガマンさえすれば、それだけ早くやせられる、というわけではない。中途半端な決心で「食べるのを控えよう」とか考えても、それは無意識に「なんでこんな辛い目に」「早くダイエットやめて好きなもの食べたい」というマグマを溜めるだけだ。

メモをして、自分の行動を客観化することが、「やせる」という結果をもたらす。「決意する」とか「頑張る」などという精神論は必要ない。

決心や決意だけでは人間は動けない。

「食べても、なんとなくうれしくない」という気持ちと、「やせはじめてなんとなくうれしい」という利益。この気持ちと利益のふたつがそろって、人間は行動できる。行動して結果が出てはじめて、人間は決心できる。

だからこそ、カロリーなどの制限なしに普段どおり食べたいものを食べて、ただひたすら記録をつける「助走」期間が必要なのだ。

まずは「助走」から始めよう。今までどおり、毎日食べたいものを食べる。その上で、「口に入れたものを記録する」「体重を記録する」。

これだけでいい。これがレコーディング・ダイエットの第一段階、「助走」だ。

**☞ レコーディング・ダイエット第一段階「助走」のポイント**

①体重を毎日計る
②口に入れたものすべてをメモする
③ガマンしない

さて、「助走」の調子はいかがだろうか？

人によっては「食べたものの記録＝レコーディング」を二〜三日しただけで、「もうたくさんだ！」と叫びたくなったに違いない。「私が太っている原因も理由も全部わかったよ！　はやくダイエットさせてくれ！」という人だっているだろう。

まぁ私のように、この「助走」期間を五ヶ月も続ける奴のほうが異常だと思う。早い人で二週間、長めに考えても最長二ヶ月もあれば、「自分の食事・生活パターン」がわかってくると思う。

「助走」期間の終わりは自分で決めてかまわない。

現在の「太り続ける生活」に嫌気がさすとか、実はそんなに楽しいもんじゃないかも、と踏ん切りがつくとか、もしくは「四週間後にこのドレスを着なければ！」などの切羽詰まった理由があるなど、人それぞれだろう。

とりあえず、充分に食べて、太りたいだけ太るような食事や習慣を続けて、そしてなにより大事なことは、それらをちゃんとレコーディング＝記録する。

すると不思議、ある日急に「あ、もういいや」と思える日が来る。

この日が「離陸」の日。

レコーディング・ダイエット、第二段階(フェーズ)のスタートである。


また、私自身の経験談からはじめさせてほしい。

毎日食事の記録をつけていた私は、「メモだけでやせられるなら」と今度はカロリーも調べてつけ始めた。自分が食べているもので、カロリーがすごく高いのはどれで、案外低いのはどれなのか。興味がわいてきたのだ。

コンビニの棚に並んでいるものの、ほとんどにはカロリー表示がしてある。箱や袋を一つずつひっくり返して確認してみた。

あんがいカロリーが高いのはパン。おやつ感覚で気軽に食べていたけれど、菓子パンも惣菜パンも、驚くほどカロリーが高い。チョコレートたっぷりのコロネとかならわかるけど、大して甘くないメロンパンも高カロリーだ。アップルパイ系など、とんでもない数値が書いてある。あなたもぜひ、コンビニで見てきて欲しい。

私の好きな惣菜パンも同じくカロリーが高い。いつも食べているサンドイッチは、一パック三〇〇～四〇〇kcal。カレーパンやあんドーナツなどもすごい。

ある実験をしてみた。

パンの棚の前に立って、一番好きなパンを手にとってカロリーを見る。やっぱりだ。他のパンと比べると、一番カロリーが高い。

おにぎりの棚で一番好きなツナマヨネーズを手にとる。やっぱり一番カロリーが高い。

お弁当の棚の前に立って、一番食べたいスタミナ弁当を手にとって見る。もちろん一番カロリーが高かった。

ファミレスでも、試してみた。一番食べたいメニューを選んで、カロリーを見る。二一〇〇kcalだ。まさかと思ったけど、メニューの中でもよりによって最高カロリーのものを選んでる。

一番頼みたいサイドオーダーメニューを選んでみる。「から揚げ&フライドポテト」

「サイド餃子」だ。もちろん、一番カロリーが高い。

スイーツが特別に好きじゃないので、自分がそこまで太るものを選んでいるとは思っていなかった。が、実は効率よく太れるように、日々いかに努力し続けていたか、身に沁みてわかってしまった。

毎日の食事のカロリーを調べて書き込んだり、他のカロリーを調べたりしていると、同じくらい食べたい気分なら、こっちの低カロリーにしようかという気になる。こんなことを一週間も続けたら、もう、どうしてもダイエットしたくなってしまう。

だって、メモするだけでやせているのだ。これがカロリー計算をして、ちょっと食べ物を入れ替えたりガマンするだけで、もっと簡単にやせられるとわかってしまう。

一日の合計が、六〇〇〇kcalとか四八〇〇kcalも食べているのに、もしそれを一五〇〇kcalとかにしたら、いったいどれくらいやせられるだろうか。

一五〇〇kcalと言っても、一日一食しか食べられないわけではない。わざわざ高カロリーのものを選びながら帳尻を合わそうとするから、一日一食という計算になってしまうだけだ。そう考えてシミュレーションしてみると、なんとか毎日一五〇〇kcalに収める見当がついてくる。

あ、これはやせられる。やせるってこんなに簡単なんだ。

この計算、心の準備が「離陸」なのである。

これが理解できた瞬間、私はダイエットという大空に「離陸」していた。

ところで、私の経験談は終わり。

離陸段階では、いよいよ「食べたもののカロリー計算」をはじめる。

まだカロリー制限はしなくていい。今まで食べたものや、今日食べたものがどれぐらいのカロリーなのかを知るのが目的だ。

また離陸段階では、体脂肪率のレコーディングもはじめる。安い機種でいいから、体脂肪率測定器を買おう。両手で握るタイプでも、体重と一緒に計るタイプでもかまわない。これを機会に体重・体脂肪率計を買うことを考えるのもいいだろう。

私はタニタというメーカーの市場価格三千円程度の機種を買った。体重が一〇〇グラム単位、体脂肪率が〇・一%きざみの、かなり安物だけど、これで充分である。

毎日のレコードに「体脂肪率」も書き込むこと。

| 離陸　日目（開始から　日目）　体重　kg・体脂肪率　% | |
|---|---|
| 時　分頃…… | （約　kcal） |
| 時　分頃…… | （約　kcal） |
| 時　分頃…… | （約　kcal） |
| 時　分頃…… | （約　kcal） |
| ⋮ | |

**「離陸」段階でのメモのサンプル**

開始から51日目（体重96.0kg・体脂肪率37.4%）の著者の食事は「朝食:サブウェイのベジーデライト、ダイエットコーラ、野菜ジュース（約322kcal）」「昼食:メキシコ料理（突き出し、タコサラダ）、ハンバーグ、アボカドのグラタン（約573kcal）」「間食:シュークリーム、チヂミ3切れ、せんべい、あられ（約290kcal）」「夕食:ユッケクッパ（約500kcal）」。

まず、知っておかなくてはいけないこと。

「カロリーは絶対ではない」という事実。

カロリーというのは閉鎖系で食品を点火・完全燃焼させたときに発生する熱量のことである。特別製の容器の中に食品を入れて、完全に炭化するまで燃やしきる。その時に発生した熱量のことだ。

つまり「人間が食べてどれぐらいのエネルギーになるのか」を示した数字ではない。

同じ食品が人体の中で酵素燃焼されたときに、はたしてどれぐらいがエネルギーや脂肪に変換されるのか。これに正確に答えられる人間は世界に一人もいない。だから「一〇〇〇kcalの食品は、かならず五〇〇kcalの食品の倍、太る」というわけではない。

ただし、基準値としてカロリーは「使える」数字だ。

上記のようにアイマイな部分はあるけど、ボクサーなどプロスポーツ選手やハリウッド俳優など「職業的に体型や体重をコントロールするプロ」はみんな、カロリー計算を尊重している。

「絶対ではないけど、とりあえず信用するに足りる指標」とするには充分だろう。

カロリー計算は、昔からあるダイエットの定番だった。しかし、昔はこれを実行するのがやたら難しかった。

なんせ食事といえば「大衆レストラン」「高級レストラン」「家メシ」しかない時代である。カロリーは自分で計算するしかなかった。食品成分表をベースに「ニンジンは一〇〇グラムあたり三二kcalで」とか計算しなくちゃいけなかった。

そんな時代にカロリー計算するなんて、時間に余裕のある人かよっぽど熱心な人とかでないと無理な相談だ。

しかし時代はながれ、いまやカロリー計算はとてつもなく簡単になった。

ファミレスやファーストフードのメニューにはたいてい、カロリーが表示されている。

それどころかコンビニの弁当やお菓子、ドリンクもほとんどカロリー表示がある。

つまりコンビニやファミレス、ファーストフードが氾濫する現在という時代は、実はもっともレコーディング・ダイエットに向いた時代なのである。

ところで余談だけど、コンビニの商品でもカロリー数が載ってない商品がある。知ってる人は知ってるけど、そういうのはたいていメーカー側が消費者に「あんまり教えたくない数値」の商品だ。

たとえば惣菜パンや菓子パン。あるメーカーのちょっと大振りな「マーガリン入りアップルパイ」なんか、なんと一個あたり一三八〇kcal！　これだけで成人女性の一日分の摂取カロリー数を満たしてしまう。たかが菓子パン一個で、だ。

しかしこのメーカー、いつのまにかパッケージをリニューアルして商品の裏を見てもカロリーが載らなくなった。アレルギー成分表などは載せているにもかかわらず、だ。

宅配ピザも、大半のチェーンはカロリーを発表している。ピザーラやドミノ・ピザ、ピザ・カリフォルニアはちゃんと公式サイトでカロリーを公表している。

でも公式サイトにアレルゲン情報は載せてもカロリー表示は載せていないところもある。こういうとき、私は「そうか、公表できないほどのカロリーなのかもな」と考える。

マクドナルドなんか、すべてのバーガー類の包み紙にカロリーを書けばいいと思うんだけど、書かない。かわりに包み紙のバーコードを携帯カメラで読み込んで、サイトに接続すると渋々カロリーを教えてくれる。そんなにカロリー知られるのがイヤか？

ハンバーガーはおにぎりなんかに比べて、糖質やたんぱく質、野菜などが比較的バランスよく揃ったメニューだと思うけどなぁ。

最近、吉祥寺にできた某トンカツ専門店は、ものすっごく美味しい「ミルフィーユ状に二五枚重ねた豚肉のカツ」を食べさせる店だ。私がメールで「質問があるんですけど」と書いたら、あっという間に「どのような件ですか？」と返事が来た。そこでカロリーを問い合わせたら、まったく返事が来なくなった。銀座に本店があるチェーンなので、まさか知らないこともないと思うんだけど、なぜメールの返事が出せない？

おなじく銀座にある某健康食品のショールームビル。カフェでは「日替わりのヘルシーなプレート」というのが供される。たいへん美味しい。メニューによると、同ビル三階にある研究所で管理栄養士がつくったメニューらしい。ところが、ここに電話してカロリーを聞いても答えられない。管理栄養士が作ったメニューなのに、だ。これではいくら「ヘルシー」と謳われても、私が信用できないではないか。

余談が過ぎた。

つまり、カロリー表示についてはまだ完全とはいえないけれど、それでもかなりのメーカーやチェーンがオープンに情報を出してくれる。豚まんで有名な大阪の551蓬莱ですら、「うちの豚まんは一個三二六kcalでっせ〜」と公開してくれている。ヤマザキパンのランチパック「ピーナッツ」一パック分よりも低いのだ。

コンビニ商品やファーストフード、ファミレスでカロリー表示されている、ということはどういうことかというと、「外食やコンビニめしの多い人は、実はカロリー計算がラクチンだ」ということだ。

実はレコーディング・ダイエットとは、ブログやm·i x·iなどのユーザー層に多い「コンビニ食が生活の一部以上になっている人向けのダイエット法」なのである。

ファミレスやファーストフードで食事したら、そのたびに自分あてにカロリーをメールする。コンビニで買ったものを食べるときは、パッケージからカロリー表をちぎり取ることを心がける。

これだけの手間で、自分の摂取したカロリー数がわかる。

では、カロリー表示されていない食品は、どうやって計算すればいいのか？概算になってしまうけど、こういうサイトで自分なりに計算するしかない。

自炊派ならこの二つ。

・イートスマートのサイト（http://www.eatsmart.jp/do/search/go;jsessionid=C7B7707206D9290B45AB26992E6F1C3）

・しらはせのサイト（http://www.dance.ne.jp/~sirahase/dish/kcal/calorie_table01.html）

外食派ならここ。

・ものぐさ主婦の外食カロリーチェック（http://i.kcal.fc2web.com/）

ここは両方に便利。

・摂取カロリー・消費カロリー大辞典（http://muuum.com/calorie/index.html）

他にもネットで調べればいろいろ見つかるだろう。いいサイトを見つけたら、ぜひ私にも教えて欲しい。

これらのサイトで、自分の食べた食事をだいたい見当つけて計算する。サイトによって数値は違うけど、お店の調理法でカロリーは違ってくるんだから、あんまり深く悩まずに、とりあえず「毎日計算できる」程度の手間でかまわない。

正確さよりも「毎日続けられる楽さ」を優先すること。


まだカロリー制限はしなくてかまわない。

「離陸」段階では、第一に「知る」ことを優先するから。自分が毎日、どれぐらいのカロリーを摂取したか。そしてそれがどのような関係で体重や体脂肪率に跳ね返ってくるのか。よーくチェックして欲しい。

「離陸」中はひたすら、自分が食べたものをカロリー計算し、ひたすらレコーディング(記録)する。食べたいものを我慢せず食べたら、はたしてどのぐらいのカロリー摂取量になるのか、自分で「知る」こと。それがこの段階の目的だ。

「助走」だけで体重は減りはじめるが、この「離陸」段階ではよりはっきりと数字になって現れるはずだ。


離陸段階は助走のような期間を必要としない。せいぜい一～二週間、気の短い人なら三日ほどで次の「上昇」段階に移ってかまわない。

ただし、ちゃんと離陸段階を体験してから「上昇」に入ること。それだけは忘れないで欲しい。

**☞ レコーディング・ダイエット第二段階「離陸」のポイント**

①体重・体脂肪率を毎日計る
②口に入れたものすべてをメモし、カロリーを計算する
③どうやれば総カロリー数を減らせるか想像してみる。でもガマンはしない

# 第五章　上昇・カロリーを制御する

「離陸」段階(フェーズ)に慣れ、カロリー計算もなんとなくこなせるようになったら、いよいよ「上昇」だ。この段階では、さらにすごい体重変化が起こる。私の場合「毎週一キロ減少が二ヶ月以上」だった。こんなペースで体重が落ちると、もうダイエットが楽しくてしょうがなくなる。

ダイエットというのは「ゴールは楽しいけれど、それまでは辛くて苦しいだけ」と考えている人が多い。だから「苦しい期間を減らして早く成果が欲しい」と考えて、「三日で三キロやせる！」みたいなムチャな宣伝文句に釣られてしまう。

でも、目に見えて体重が減っているときは、その「目標体重までの過程」そのものが楽しい。

だから、ムチャなダイエットプログラムとか「とにかく頑張ろう」みたいな宣伝文句に騙されないでほしい。

「上昇」段階に入ると、いきなり体重が激減しだす。体重が減るのに「上昇」という段階名は自分でもヘンだと思う。だけど、実際に感じる感覚は「体重が減る」ではなくて「体が軽くなる」「気分もウキウキする」なので、「上昇」という言葉がぴったりなのだ。「どんどんスリムになる」という自由な大空に向かって上昇していく自分をイメージして欲しい。

上昇段階では、「一日あたりのカロリー摂取量を一定範囲内に抑える」ことを目指す。摂取カロリーは「自分の基礎代謝量ギリギリ」あたりが、最も効率よくやせられる。
基礎代謝とは、呼吸や体温調整など生命を維持するために消費されるエネルギーだ。眠っている間でも消費されるエネルギーで、人間が生きていくうえで絶対に消費されるエネルギーである。
基礎代謝は男性一六歳、女性一四歳をピークに下る。各年齢層の目安は以下の通り。

一八～二九歳の男性一五五〇kcal、女性一二一〇kcal
三〇～四九歳の男性一五〇〇kcal、女性一一七〇kcal
五〇～六九歳の男性一三五〇kcal、女性一一一〇kcal

この基礎代謝量を、一日の食事カロリーの目標にする。

基礎代謝量の算出には、サイトを使うのが便利だ。このサイトでは身長や年齢を入力すると、自動的に基礎代謝を計算してくれる。

・「うるおいドットネット」内ダイエットのコーナー（http://www.e-uruoi.net/about/index3.htm）

絶対に注意すべきは、この数字は、本当にギリギリの数値だということ。目標摂取カロリーはこれより下に設定してはいけない。というのも、これは「平均的な体型の基礎代謝量」だからだ。

「デブ＝平均的でない体型」の基礎代謝はこれより多くなる。たとえば三五歳で一〇〇キロの男性の基礎代謝量は二二三〇kcal程度だ。これを一五〇〇kcalに抑えようというわけだから、やせて当然。

逆にこれを下回ると栄養不足になってしまい、やせる効率が落ちる。体が「飢餓状態」と勘違いして基礎代謝量をさらに減らすからだ。また、やせるにも体力を使うから、あまり体がヘロヘロだと、効率よく脂肪を燃やすことすらできなくなる。

私は現在四八歳、身長一七一センチだ。この表で考えると一四〇〇kcal少しがちょうど基礎代謝分になる。確実にしかもすばやく減らしたかったので、目標摂取カロリーを一五〇〇kcalに決めた。実際、ものすごい勢いでやせたわけだから、これで十分だったわけだ。ただし、これはあくまでも私の設定した目標なので、読者の皆さんはご自分の体質なども考えて設定してほしいし、専門家に相談してもいいと思う。

カロリーを落とすにあたって、とりあえず上昇段階では、栄養バランスなど考えなくてかまわない。もちろん、特別な運動もしなくてよい。

「栄養バランスも考えなくちゃ」「運動もしなくちゃ」など、あれもこれもと考えていると続かなくなる。とりあえず、まず「一日一五〇〇kcalに抑える」というのはどれぐらい食べられるという意味なのか、自分で経験してみてほしい。

すでに「離陸」段階で自分が普段食べているカロリーはわかっているはずなので、かなり厳しく感じるかもしれない。

まず、いままで楽しみ放題だった間食やおやつ、デザート類、カロリーの高いジュースやソーダ類を削ってみたら、どうなるだろう？　これを削るだけで一五〇〇kcalになれば万々歳だ。

もしどうしてもおやつが食べたいなら、どれか一食を減らしておやつに充ててもよい。とにかく方法は問わず、目標カロリーを守るように、一日の食事を組み立ててほしい。

上昇段階では、食事とはある種のパズルゲームなのだ。ルールは単純、「毎日一五〇〇kcal以内に収める」「できるだけ好きなものを食べる」、この二つだけだ。

イメージとしては「一日一五〇〇円以内でヒッチハイクをしている」と考えてみて欲しい。「朝食で一八〇円使って、お昼に三五〇円でカレー食べて……」とか、お金を節約して旅行するのは辛いことばかりじゃない。「貧乏を楽しむ」という姿勢でヒッチハイクはいくらでも楽しくなる。

同じく、あなたはこれから「毎日一五〇〇kcalで暮らす」という旅をするのだ。

「一日に一五〇〇kcalしか食べられない。なら、焼肉とかトンカツとか絶対に食べられな

**上昇　日目**（開始から　日目）　体重　kg・体脂肪率　%

時　分頃……　（約　kcal）
時　分頃……　（約　kcal）
時　分頃……　（約　kcal）
⋮

総摂取　kcal
（一日の摂取量を1500kcal内にすること）

**「上昇」段階でのメモのサンプル**

開始から100日目（体重88.8kg・体脂肪率30.9%）の著者の食事は「朝食:自然食バイキング（約650kcal）」「昼食:抜き」「間食:おにぎりせんべい4枚（約60kcal）」「夕食:ミネストローネ、豆腐ハンバーグ、発芽玄米50g（約445kcal）」「夜食:おにぎりせんべい3枚、薄皮あんぱん（211kcal）」で計1366kcal。

いじゃん。そんなのイヤだ」とよく言われる。

そんなことはない。一日の合計が一五〇〇kcalになりさえしたら良いのだ。

「糖尿病の人が甘いものを食べてはいけない」とか「腎臓の悪い人が塩辛いものを食べてはいけない」と、いうのとはわけが違う。甘いものも脂っこいものも塩っ辛いものも、食べてよいのだ。

例えば、焼肉三分の二人前、トンカツ四分の一枚という食べ方をすれば、まったく問題ない。「ダイエットしてるから食べられない」と考えず「全部食べたら太るから、半分だけ食べよう」と考えること。「できない」ではなくて、いつも「どうやったらできるか」を考えよう。

たとえば私は、メガマックが発売されたときに猛烈に食べたくなった。だから近所で買って持ち帰り、包丁で八つに切った。まるでお誕生日ケーキみたいにハンバーガーを切ったわけだ。で、そのひとつだけを選んだ。八つのピースから一番肉汁が多くてソースたっぷりで美味しそうなのを選ぶ。残りは……その場でゴミ箱にポイ、と捨てる！

メガマックのカロリーは約七二〇kcal。つまり八分の一ピースなら九〇kcalしかない。選んだワンピースを食べて、ゆっくり飲み込む。

うん、美味い！

さて、ここが考えどころだ。

もっと食べたいか？　YES！

じゃあ、もう一度買いに行くか？　……う～ん、NO。

なぜ？　……そこまでして食べたいわけじゃないから。

そう、誰でも「すっごく食べたいもの」がある。でも、実は「全部食べたい」とは限らない。絶対に食べたい分だけ先に確保して、残りはまず捨ててしまう。で、選んだ分を食べて、それでもまだ食べたかったら、もう一度買いに行くか、作るかすればいい。

そこまでしたくないなら、それは「そこまでして食べたい程じゃない」というわけだ。

カロリー制限というと、なんだか「貧しい食生活」というイメージがある。とんでもない！　実はその逆だ。「本当に食べたい分」以外は思い切りよく捨ててしまうわけだ。実はこれ、超贅沢な生き方なのである。

中世の王族の食卓というのをご存知だろうか？　世界各地から取り寄せた究極の食材を、世界一の料理人たちが腕をふるって調理する。テーブルにはご馳走がずらりと並び……そして王や女王は、その中のほんのひとつまみずつを食べるだけ。

あなたがするのは、この「王族のような食事」だ。

あなたは王様なのだ。メーカーやお店が決めた「一人前」などという分量にとらわれる必要はない。本当に食べたい一口ふたくち、または半分や三分の二だけ食べればいい。ケーキなら「自分が一番好きな部分」だけ。アイスクリームはまん中だけ。

ね？　ダイエットって最高に贅沢な生き方でしょ？

贅沢に生きて、おまけにやせちゃう。こう考えるとダイエットはますます楽しくなる。残したり、ゴミ箱に捨てたりするのはもったいない、と考えてしまうだろうか？

しかし「もったいない」というだけの理由で余分なカロリーをお腹に捨てても、誰も得はしない。あなたが太ってしまうだけだ。それでも抵抗があるという方は本書を最後まで読んでいただきたい。決してもったいないことではないと思っていただけるはずだ。

同じように、私はポテトチップスが食べたくなったら遠慮なんかしない。カロリーなど気にせず、できるだけ美味しそうなポテチを買ってくる。

で、その中から最高に形も色も良くて、大きくてパリパリで分厚くて、塩がたっぷりついているのを五枚、選ぶ。時間をかけ、悩みに悩んで、最高の五枚を選ぶわけだ。

選んだら、残りを台所に持って行って、流しでジャー！　と水道水をかけてしまう。

これでもう、食べられない。「物理的に」食べ過ぎる心配は絶対にない。

私がこう考えるようになったのは、ささいな経験がきっかけだ。

ヒルトンホテルにはエグゼクティブ・ラウンジというフロアがある。何度も宿泊していると会員ポイントが貯まり、私のような人間でも入ることができる。このラウンジ内ではドリンクやスナックが食べ放題だ。

私はこのサービスが好きで、いつもポテトチップスやおかき、それにクッキーを自分で取って食べていた。ところが、小さい皿で食べていると二回おかわりすれば納得してしまう。三回おかわりしても、あんまりおいしくないのに気がついたのだ。

自宅で食べるときは大袋いっぱいのポテチなど楽々平らげてしまうのに、なぜだろう？　実はポテトチップスって、最初の数枚は本当においしんだけど、大袋の最後の方は惰性で食べ続けているだけなんじゃないのかな？

おいしくて食べるのはいいけど、惰性はいけない。「クセで食べて太るだけ」なんてまっぴらだ。なにより、「もう美味しくないのに延々ポテチを食べ続けたら、そのぶん食べられるカロリーを無駄遣いしてもったいない」ではないか！

そう考えた私は、その場で食べたい分以外は捨てることにしてみた。残りをとっておいても、湿気てまずくなるだけなので、すぐ捨てる。ポテチなんて高くないんだし、欲しくなったらまた新品を買って、パリパリと新鮮な状態のを食べればいいんだ。

最初は、普通にゴミ箱に捨てていたけど、あとで拾って食べてしまうことが何度もあったので、ポテチの袋にじゃっと水を入れてから捨てることにした。

もったいないという気持ちは理性で押さえ込む。

「アフリカの飢えた子どもに、今からこのポテチは送れない！」

「ゴミ箱に捨ててもったいないのはお金だけ。自分のお腹に捨てたら、せっかくの今日までの努力が損をする」

「ここで二〇〇kcal食べたら、夕食を二〇〇kcal減らさなくてはならない。そのほうがもったいない！」

「次にまたポテチが食べたくなったら、コンビニまでいって買えばいい。買いにいくのが面倒なときは、それほど食べたいわけではない」

それはそうだけど、という声が聞こえてきそうだ。

「焼肉だけは食べたい。二人前、いや三人前にライスも大盛。ビールも飲みたい！」

実はこれも対策がある。

まず、「一日あたり」一五〇〇kcalというのを見直してみよう。

「一日」という時間単位は地球の自転の一周期・二四時間に合わせただけで、実はなんの意味もない。だから毎日一五〇〇kcal＝三日で四五〇〇kcalという意味に受け取っても、まったく問題は無い。仮に「一食で二〇〇〇kcalになってしまった！」という場合も、残り二五〇〇kcalで三日過ごせばなんの問題もない。

もし、食べるのがとめられなくて、カルビ五人前とかビールがぶ飲みとかした場合は、それぞれのカロリー量を正直に算出する。前出のサイトが算出の参考になるだろう。月曜の夕食に二〇〇〇kcal食べたとする。月曜の夕食時を起算で三日、つまり木曜の昼食までで四五〇〇マイナス二〇〇〇＝二五〇〇kcalと考える。

火曜朝食・昼食・夕食、水曜朝食・昼食・夕食、木曜朝食・昼食の合計八食で二五〇〇kcal。平均すれば一食三一二・五kcalにもなる。

私はこういう場合、サブウェイのサンドイッチを利用する。一食が三〇〇kcal以下のメニューが豊富で、ハンバーガーよりもサイズも野菜も豊富。火・水・木のそれぞれ昼食をサブウェイのサンドイッチにすればいい。これで一食三〇〇kcal以内は可能。

また、それぞれの朝食を二〇〇kcalに抑える。レトルトのお粥を二杯食べたら、実はかなりの満腹感だ。面倒ならゼリー食でもかまわない。

朝食三回分でそれぞれ一一二・五kcalを浮かせれば余剰合計は三三七・五kcal。これを二で割って火曜と水曜の夕食に割り振れば、基本三一二・五kcal＋割り振り分（三三七・五÷二＝一六八・七kcal）＝四八一・二kcal。

四八〇kcalあれば、ファミレスでもいちおう食事が出来る。ファミリーレストランのカロリーランキング（http://www.ne.jp/asahi/japan/fbc/diet/calorie/famires.htm）を参考にしてもいい。

最長一週間以内で、なんとかツジツマを合わせられたら充分。そう考えると、目の前が明るくなる。

「一日一五〇〇kcal」というルールを絶対に守るのではなく、「平均一日一五〇〇kcal」をいかに実現するかと考えると、選択の幅がぐっと広がる。

カロリー制限と同時に、この段階からは毎日、水を二リットル飲むようにしよう。二リットルという分量にコーヒーやドリンク類は含まない。あくまで水、またはお茶で二リットル。これを摂りつづけることで、新陳代謝が助けられる。

食事の量を制限すると、その中に含まれている水分も減らすことになる。なので、体はいつの間にか水分不足の状態になっている。

結果的に代謝も悪くなる。代謝作用で脂肪を分解しているのだから、こいつが悪くなったら意味がないのだ。

二リットルという分量はなかなか慣れないと飲みづらい。ペットボトルをまめに持ち歩くようにして、こまめに補給を忘れないように。

ここで誰もが間違えるのは、「ダイエットは意志力の問題」だと考えることだ。この「上昇」「助走」「離陸」の段階では、これまで食べるものに制限をしなかった。この段階からいよいよ「制限」が入るようになる。

もっと強固な意志をもとう、なんて決心してもダメ！　意志力なんかあったら、最初から私たちは太ってるはずがない。

意志ではなく、知恵で乗り切るのだ。

分量に限度があるなら、最初から物理的に解決してしまうのが得策だ。

私は、自慢じゃないが意志が人一倍弱いし、運動も大嫌いだ。でも、頭を働かせることはあまり苦にならない。男性には、そういうタイプが多いんじゃないかと思う。

太っちゃうほど食べるのが好きなのだ。せっかくだから、その「食べる」にかける熱意を利用して前記のようにダイエットを工夫してみよう。

食べられないというストレスを、「こんな風にすれば食べられた！」という喜びにかえていけば、ダイエットも楽しい。

一番いけないのは「ルールを守れなかったダメな俺」と無用な落ち込みや自己否定をしてしまうことだ。ただでさえ糖質が不足気味になるので、気力が落ちやすいんだから、絶対に後悔しないこと。

「ああ、昼飯に一〇〇〇も食べちゃったよ。さて、どうやってフォローしようか？」とクイズ感覚で工夫したり知恵を絞るほうが、よっぽど体にも心にもいい。

もう一つは、低カロリーでおいしく食べられるものを、いかに多く手駒として持っているか。これが勝負を分けると思う。特に好きなものをしっかり食べてしまって、フォローしなきゃいけない期間は、絶大な威力を発揮する。そのためには、常日頃の調査が大切になる。私はロイヤルホストのメニューに「タコス＝一個一〇四kcal」というのを見つけたときは、小躍りしそうな自分を抑えるのがたいへんだった。入ったお店のメニューは、しっかりチェック。コンビニやスーパーの棚も、普段は素通りする棚もまじめにチェックしてみよう。

サブウェイのサンドイッチはファーストフード系ではイチオシだ。モスバーガーのスープご飯シリーズも、カロリー控えめでうれしい。

最近は、ヘルシー・低カロリーを売りにしたレストランもふえている。カロリーをネットや電話でチェックしてから入ろう。レストランに入ったら全メニューのカロリーチェックをお忘れなく。

自宅で手軽なのが、レトルトのおかゆや雑炊。

ダイエットの敵カレーも、レトルトでは低カロリーのものが売られている。こちらも、レンジでチンしたナスやピーマンを追加して夏野菜カレーにすると、しっかり満腹感が得られる。へたに家で作ったカレーよりよほど低カロリーに仕上がる。

意外と気づかない男性が多いのが、ドラッグストアのダイエット棚だ。二〇〇kcalで一食OKのクッキーやクラッカー、スープなどを売っている。お気に入りをみつけてみよう。また、糖尿病用のご飯パックなども、カロリー控えめでよい。思い切り薄味なので、少し塩やしょうゆ、ポン酢といった調味料を足して食べると飽きない。

とにかく少ない量でガマンするのは、限界がある。できるだけ満腹感が得られて、食べ過ぎないですむ工夫も必要だ。

食事の前に、グレープフルーツ二分の一を食べる。キャベツの千切りをノンオイルドレッシングで食べる。これらは食欲を抑える意味でも、満腹感を助ける意味でも、効果的だ。ヨーグルトを食べるのもいい。低脂肪ヨーグルトにノンカロリーシロップをかけると、一〇〇グラムでたった四五kcalだ。

自炊派なら、様々な工夫ができる。

たとえば調味料。甘めの煮物が好きじゃない人は、砂糖を使わずに作ろう。煮物の場合、砂糖とみりんがあんがいカロリーを高くしているのだ。

甘党の場合、羅漢糖、シュガーカットなどでカロリーを抑えるのもよい。マヨネーズもカロリー四分の一のもの、八分の一のものと色々あるので試してみよう。私はマヨネーズ系のドレッシングのかわりに、ポン酢と低脂肪ヨーグルトをブレンドしている。なんだか高級サラダを食べているみたいな味になるので、ぜひお試しを。

おやつも丸々カットする必要は無い。量を少なくすれば、たいていのおやつは食べられる。さきほど紹介した「食べる分以外を男らしく捨てる」のも良いが、買ってきたおやつを最初から小袋に分けてしまうのもオススメだ。

チャックつきのビニール小袋に、三〇kcalとか、四〇kcalとマジックで書いて、そこに一回分のお菓子を小分けにする。大袋から食べて、途中でやめるのは面倒くさい。でも小袋ひとつぶん食べて、もうひとつ小袋を開けるのは、ほんのすこし面倒くさい。この「面倒くさい」というハードルがあなたをやせさせてくれるのだ。

以上の話でもわかるとおり、「上昇」段階では前日や当日の朝に、その日一日の食べるものをあらかじめ考えておくことをオススメする。毎食ごとに「なにを食べようかな」と悩んでいては、制限カロリー内に抑えるのが難しいからだ。

夜食までしっかり考えておけば、夜中にコンビニに行ってついつい買ってしまった、食べてしまった、というリスクも回避できる。

次章で詳しく述べるが、できるだけ栄養バランスのいい食事をしたほうが、カロリー制限はやりやすい。実は私たちの体には、「足りない栄養素」があると空腹を強く訴えるという機能があるようだ。

カロリー制限を守りたいばっかりに、こんにゃく麺とかダイエット食品ばっかり食べて、あとはお菓子などを食べたりすると、激しい飢餓感や体調不良に襲われる。できれば、毎日一回は「栄養バランスを調整するため」と割り切った食事を設定したほうが、かえって楽にカロリー制限は守れる。

最後に注意を三つ。

一つめ。目標カロリーを下回った無茶な食べ方をしないこと。

もっと早く落としたいと、一日一〇〇〇kcalといった無茶をする人もいる。

絶対にしてはいけない。数日あるいは一～二週間のうちに、必ず反動がくる。

まず、強烈な食欲がわいてくる。飢餓状態と勘違いした体の要求だ。次に強烈な脱力感やめまい、吐き気もするだろう。それを抜け出したとしても、反動でけっきょく過食に走ることになる。

しかも体は、その過食した分を少しでも蓄えようと必死になる。普段より代謝を落とし、体に脂肪を蓄える。これでは、いままでの苦労がすべて裏目に出てしまうだけだ。

かならず目標カロリーまで食べ、それ以上は食べないだけにしてほしい。

前日、前々日に食べ過ぎた場合、その後の食事はカロリーを控えるしかないが、できるだけ、分割で返済するように心がけてほしい。一日一食で、そのあと二四時間絶食とか、絶対にやってはいけない。一食で三〇〇〇kcal食べてしまったときは、その後の六食～一〇食くらいで少しずつ、返済するのが正しい方法なのだ。

二つ目。ムリに運動しないこと。

少なくとも私には「食事制限も運動も」とバランス取るなんて難しいこと、絶対に無理だ。あなたがもともと運動好きなら止めはしないが、「食べたぶん運動しなきゃ」という考えは、捨ててほしい。いっぱい食べたなら次の食事、その次の食事を抑える。これが王道だ。

また、ヘタに運動するとお腹がすく。「これだけ運動したんだから、ご褒美としてこれぐらい食べてもいいだろう」とか考えるのは、なおいけない。運動したことを言い訳に、カロリーオーバーしてしまうくらいなら、運動しないほうがマシである。

「運動もしないで食事制限だけすると、筋肉ばかり落ちて、脂肪は落ちないんですよね。基礎代謝が下がってしまうので、ダメなんじゃないですか？」と聞いてくる人も多い。

大丈夫。本当に目標カロリー内に収めていれば、絶対にやせる。そんな心配は、もっとダイエットが進んでからでかまわない。

レコーディング・ダイエットというのは、短期間で一〇キロ以上を落とすのも可能なダイエット法だ。それだけの減量というのは、体に相当負担がかかる。そんな時期に「運動」などやってはいけない。

経験から言えることだけど、体重がガンガン落ちたら、イヤでも運動したくなる。重度のエスカレーター愛好者だった私も、体重が八〇キロ台に落ちたらなんの躊躇もなく階段をほいほい登れるようになった。今まで一一七キロを運んでいた足腰だからこそ、急に身軽に感じられるのは、あたりまえ。運動なんてそれからで充分間に合う。

「軽い運動」をメニューに取り入れるのは、「体重が落ちて体が軽くなって、自分から動かしたくなったとき」で充分だ。結論。体重を減らしている間は運動するな！

三つめ。「記録」をなにより優先すること。

レコーディング・ダイエットの本質は「記録すること」であって、「カロリーを抑える」のは二の次だ。だから無理やりに制限値を守るよりも、まず「カロリーを目標内に抑えながら、記録を続ける」と考えよう。

いまあなたが作っている、自分のダイエットの軌跡、つまり「助走」「離陸」「上昇」は将来の自分にとってすごい自信に繋がる。単なる個人の体重と食事メモではない。このダイエットを続けるための、一番の励みになるのだ。

レコーディング・ダイエットにおいて失敗とは「食べすぎ」ではない。一五〇〇kcalをオーバーしちゃっても、それは「ある日の結果」であって、ダイエットの失敗を意味しない。

「食べすぎ」よりも、「記録していない」方がずっと失敗なのだ。

**☞ レコーディング・ダイエット第三段階「上昇」のポイント**

①体重・体脂肪率を毎日計り、口に入れたものすべてをメモし、カロリーを計算する
②一日の摂取カロリーを年齢・性別にあわせて決め、それを守る
③食べ過ぎても後悔や反省はせず、翌日からのフォローで切り抜ける
④毎日、水を二リットル飲む

# 第六章　巡航・いろいろやってみる



この章は「巡航」段階(フェーズ)について説明する。

巡航というのは航空機や船舶、またはレースなどで使われる用語で、「無理せず継続的にだせるパワー」のことだ。たとえば「乗用車の巡航速度は時速六〇キロ前後」、というように使う。

最初は一日一五〇〇㎉に抑えるのに無我夢中だったかもしれない。一日中、次に食べることばかり考えたり、さっきの食事でカロリーオーバーしていなかったか気に病んだり、そういう時期が続いたかもしれない。

とにかく、毎日記録をつけて、規定カロリー数に抑える。それを無理せず継続できるようになったら、あなたは「巡航」段階に突入したことになる。

そろそろ「七五日目の変化」を体験する時期になっているだろう。

カロリー制限の食事を開始してから二ヶ月半を過ぎた頃、七五日目あたりに体質は大きく変化する。

もちろん食事内容や生活習慣によって、七五日目になるかどうかの違いはある。しかし、ダイエットに対してあなたの体が反乱を起こそうとし、それを押さえ込むのが、ちょうどその時期なのだ。

また、私の経験談からはじめよう。

カロリー制限を開始してから二ヶ月が過ぎる頃。

あいかわらず体重は減り続けているが、もうそれも当たり前のことになっていた。最初は、見るたびにニヤニヤと笑ってしまうほど嬉しかったのに、「体重なんか減って当然だよ。だって一日一五〇〇kcalしか食べてないんだし」という気分。減少ペースがすこし落ちただけで、「停滞期か？」とか不安になったりしていた。

こんな時期、突然というか発作的に激しい飢餓感に襲われた。毎日一度ぐらい、空腹感と落ち込みの感情が同時に、強烈に襲ってくるようになったのだ。

考えてみれば当たり前で、簡単に減らすことができる内臓脂肪もすっかり底をついてしまい、渋々、皮下脂肪を燃やし始めた体は（勝手に！）生命の危機を感じ始めているらしい。やせようとする私の意志や行動を、あらゆる方法で妨害してくる。

まず強烈な飢餓感が襲ってくる。お酒やたばこの禁断症状もこんな感じだろうか、と思うほどだ。

しかも、カロリー不足で体がホルモンなどのバランスもとりきれなくなっているらしく、精神的にも不安定になる。気力が衰え、気分も落ち込み気味になる。

今までなら、楽しくカロリーチェックしていたコンビニのお菓子棚も、「これも、これも、これも食べられない。もう一生、食べられないいんじゃないだろうか。ここに売っているほとんどのものが一生食べられないなんて。こんなんで、生きている意味があるんだろうか」と、見ているだけで泣きたくなってくる。

いや、大げさな話ではない。私は本当に深夜営業のスーパーで、それも菓子パンの棚の前で泣いたことがある。大の大人、それも四八歳の中年男がメロンパンを見ながら涙を流すなんてコッケイ以外のなにものでもない。私だって、こんな記憶は忘れたいし、ここに書きたくもない。

でも、これが「七五日目の変化」の前兆なのだ。

結論から言うと、この「飢餓感と落ち込み」は一～二週間続く。はっきり言って、かなり辛い。ダイエットで二～三ヶ月で挫折する人が多いのは、みなこの「七五日目の変化」に抗えないせいだろう。体は、あらゆる信号を使って、元の太った体重を取り戻そうと、欲望や不安をかきたててくるのだ。

しかし、一～二週間我慢しさえすれば、この「飢餓感と不安」はウソみたいになくなる。体がついに抵抗をやめて、「やせること」を認めるようになる。

ふたたび、体重が減るのが嬉しくてたまらなくなり、周囲にダイエットの素晴らしさを吹聴したくなる。

体が「やせること」を認めること。それが「七五日目の体質変化」だ。

なぜ、体は「やせること」にここまで激しく抵抗するのか？

いままで好き放題に食べていた体に、いきなりカロリー制限をはじめる。それが一週間して一ヶ月もたつと、徐々に体は「どうやら食糧難らしい。体力を無駄遣いしていると餓死してしまう」と判断するようになる。

基礎代謝ぎりぎりのカロリーしか供給されないと判断したあなたの体は、ふがいない主人を呪いながら、少ないカロリーでも生き抜けるよう、徐々にシステムを作りかえにかかる。

人間も動物だ。何万年もの間、餓死の危険と隣り合わせて生きてきたので、餓死対策は最重要課題にインプットされている。実はまだまだ皮下脂肪がたっぷりついていても気にせず、とにかく脂肪を燃やすのは最終手段というプログラムが組まれているらしい。脂肪の温存に努め、まず筋肉を減らして基礎代謝を下げる。

筋肉は減りやすいかわりに増やしやすい組織だ。おまけに筋肉が多いと基礎代謝が大きく、お腹も空きやすい。自然界では理にかなった行動なのだろう。

しかし、あなたはそれでもダイエットをやめない。

しぶしぶ、体は脂肪を燃やしはじめる。

しかし、虎視眈々と、ダイエットをやめさせて再び太ろうとチャンスを狙っている。

人間の体は常に、同じ状態を保とうとしている。中学校の理科で習った「ホメオスタシス（恒常性）」という働きだ。

暑いときも寒いときも、同じ体温に保とうとする。水をたくさん飲んだときも、あまり飲まないときも、体内を同じ水分比率に保とうとする。

これがホメオスタシスだ。

同様に、たくさん食べたときも、少ししか食べないときも、ほぼ同じ体重に保とうとする。この機能がなければ、お正月にモチを食べすぎただけで、別人のように太ってしまうはずだ。しかし、人間の体はちょっと食べただけでは太らないし、ちょっと食べないだけではやせはしない。

あなたがいままで太っていたとすれば、それは体がバランスをとれないほどたくさん食べること、つまり「太る努力」を続けていたからこそ、太ることができたわけだ。

ところが、レコーディング・ダイエットで数週間以上「少なく食べる」ことを続けていると、どんどんやせ続ける。すると「体を同じ状態に保とうとするホメオスタシス」が働いて、なにがなんでもやせまいと抵抗する。

ホルモンや分泌腺まで操って、「強烈な飢餓感」「落ち込み」「無気力」など心理攻撃をしかけて、あなたにダイエットをやめさせようとするのだ。

また、同時に「停滞期」という言葉も気になりだす。気分が落ち込みやすくなっているので、二～三日でも体重が減りどまると動揺する。増えたりしたら「もう失敗だ」「リバウンドだ」と簡単に絶望するような精神状態になる。

ここであきらめてはいけない。いまの落ち込みや悩みは「七五日目の体質変化」の前兆なのだ。これを乗り切れば、体質が変わる。ホメオスタシスもリセットされて、もう「太り戻すための強い衝動」は感じなくなる。

「巡航」段階では、以上のような「停滞期かも？」という不安」や「七五日目変化の前兆」に対するメンタルなケアが必要になってくる。

ここで再び、レコーディング・ダイエットの真価が発揮される。

落ち込んだとき、くじけそうになったときこそ、自分の記録を見直すのだ。

「もうダメだ」「もう限界だ」と落ち込んでいる時は、人間かならず「一人で思い込み」の中に落ちている。そういうときには、自分の今までの記録を見る。

「○ヶ月もがんばってきた」「○キロも体重が減った」「毎月○キロのペースだ」といった客観的データは、驚くほど力強い励ましになる。

というのは、落ち込んだときは人間、絶対に「いままでの努力と実績」を過小評価している。過小評価するからこそ落ち込めるのだ。しかし、これまでの記録を見れば、体重の減少やそのペースはあきらか。過小評価しようにも、目の前に証拠があるのだ。

私も、落ち込んだときは、よく記録を見直した。

「すごい！ 今まで、延々と週に一キロというハイペースで減り続けているじゃないか」

もちろん、データは知っていたが、減ることとの感動が薄れてきたときに再認識するのは効果的だ。「週一キロ。もう八週間も減り続けている。オレってすごい！」と感動を新たにし、萎えた気力が戻ってくる。このときほど「レコーディング・ダイエットにして良かった」と思ったことはない。

それに、何ヶ月もの記録を見ると、いかに自分ががんばってきたか、身に沁みてわかる。少しの不安や、苦しみで、今までの苦労を水の泡にすることはできない。

人間、他人は案外簡単に裏切れる。しかし、がんばってきた自分の実績を裏切ることは、そう簡単にできるものではない。どんないい加減でチャランポランな人間でも、自分の努力だけは大事にする。

ほら、ゲームで保存していたデータが消えてしまったときの、衝撃や落胆を思い出してほしい。たかが「遊び」なのにあれだけショックを受けるのは、人間というのは「今までの自分の努力や時間が無駄になる」ことを何より怖れ嫌う生物である証拠だ。

しかし、「七五日目変化の前兆」や「停滞期かも、という不安」のおかげで、いつの間にか「でも最近、やせてないし」「もうダメかも」とか思い込んでしまう。ふと「別にやめてもいいかな」とか気軽に思ってしまう。

そういう時に、いままでの記録を見ると、「もったいなくてやめられない」という気分になるのだ。

辛くなったとき、もうやめたくなったときは、是非、記録を見直してほしい。

せっかく記録を見直すなら、過去のデータを使って体脂肪重量を計算し、一週間ごとのグラフにしてみよう。

体脂肪重量というのは、私のオリジナル用語であり、言葉の意味どおり「体重×体脂肪率」で簡単に計算できる数値だ。要するに、自分の体にくっついている脂肪の重さのこと。この体脂肪重量をできるだけ減らすことこそ、ダイエットの目標のはずだ。

私がダイエットを始める以前、つまり「助走」の前、私の体脂肪重量は、

体重一一七キロ×体脂肪率四二％＝体脂肪重量四九・一四キロもあった。

そして現在はといえば、

体重六七キロ×二一・三％＝体脂肪重量一四・二七キロ。

つまりダイエット開始前に比べて、私の体にくっついていた脂肪は、三四・九キロも減ったということだ。

三五キロといえば、一・五リットルのペットボトルで二三本分もある。そんなものを体につけて歩いていたのだから、膝や腰にもたいへんな負担だったろう。

いままでいろんなダイエット本を読んだけれど、この「体脂肪重量」という数字を指標にするダイエット法は聞いたことがない。が、これは意外と役に立つ。というのも、よく使われる体脂肪率という数字は、感覚的に少しわかりにくいのだ。

たとえば「体重が減って体脂肪率が増えたとき」とか「体重は増えたけど、体脂肪率が減ったとき」。

これ、喜んでよいのか悲しんでよいのか、とっさにはわからない。こういう場合、ちゃんと計算してみると、脂肪の重量があまり変わっていないことが多い。体重の減少が、水分や食べたものの重さに左右されるからだ。体重が増えたとか体脂肪率が増えてしまったと気に病む必要はない。

体脂肪率は、体の水分量に大きく左右される。計る前にコップ一杯の水を飲むだけでも、変わってしまう。気になるなら毎日計っても良いが、一喜一憂する必要はない。週一回、平均値を求めてから体脂肪重量を計算すれば、充分だ。

もう一つ、注目したいのが「サイズ」だ。メタボリック症候群でもおなじみの、おへそ回りを計るのも、よい目安になる。今まで計っていなかったなら、是非加えてみよう。ただし、腹回りを計るのは難しい。とくにでっぱったお腹の場合、どこを計ってよいのかわかりづらい。メジャーが少し斜めになっただけで、何センチも変わってしまう。すっきりしないし、めんどうという人は、ベルトの穴が動いた日に「ベルト穴マイナス一」と書き込むだけでもよい。

ウエストサイズが減りすぎてベルトがぶかぶかになった時、もし長さ調整ができるベルトならぜひ、ハサミで切ってその「戦果」を保存しよう。私はウエストが一〇センチ減るたびにベルトをハサミで切って、しばらくはその切れ端を見てニタニタ笑っている。人から見て気味悪がられようと、これだけはやめられない。

さて、体脂肪重量も算出できた。体重はずっと記録している。

まず、体重と体脂肪重量は、完全にシンクロして減るわけではないことがわかるだろう。

ウエストサイズは服を買いなおすたび、または「ベルトを切る」たびに記録を取っておこう。すると、意外な事実がわかってくる。

体重が減ると、少し体脂肪重量が増え、体重が安定してから脂肪が落ちるということが多い。また、体重も体脂肪重量も減っていないが、サイズだけが一気に減っていることもある。

どれもが同時に、同じように減ることよりも、むしろ時間差で順番に減っていくことのほうが多い。体重が減らないので、自分では停滞期だと思っても実は、体脂肪は減っているとか、サイズは減っているという可能性もある。

また、体重だけ、体脂肪重量だけを見ても、なだらかに直線的に減り続けるわけではない。減る前にいちど少し増えてからグッと減る場合が多い。

グラフにすると、右裾の長い山形がいくつも連なった波形を描きながら減っていく。

つまり体重や体脂肪重量は、脈動的に変化するのだ。

人間の体というのは、そういう風にできているらしい。たとえば子供の成長を見ても、身長が伸びる時期と、体重が増える時期を交互に繰り返しながら成長していく。横に伸び、縦に伸びを交互に繰り返すわけで、同時にむくむくと大きくはなれないようだ。

樹木ですら、縦に伸びる時期と、横に太くなる時期とがある。

やせるときも、同じなのだろう。体の様々な箇所を調整しながらやせるので、体重が減る時期と、体重を減らすための準備期間として「一時的に太る時期」があるのだと考えた方がツジツマが合う。

最近の数日間の体重変化だけを見て、あわてたり落胆したりする前に、きちんとデータを集め、レコーディングすることが重要なのだ。

体重や体脂肪重量の変化は、一日単位ではなく週単位で評価しよう。

グラフにしたとき、変化の量は少なくても、そのグラフが右下がりであれば、あなたはちゃんとやせ続けている。たとえ体重が一時的に増えていることがあっても、それは一〜二週間もしないうちに正常化、つまり右下がりに戻るはずだ。

体重が減っていなくても、体脂肪重量が減っていれば、これも心配ない。今は脂肪を減らしている時期なのだ。

体重・体脂肪重量・サイズ。この三つともが二週間以上にわたって、ほとんど変化がない場合、これが「停滞期」だ。

体のホメオスタシス機能が、これ以上やせ続けるのを拒否した状態。つまり、体が過酷な状況でやっていくコツをつかんでしまったのだ。なんせホメオスタシスという奴は、体の状態を一定に保とうとする。それでもカロリーを制限し続けていると、いずれはやせる。

しかし、もっと簡単な方法がある。他のダイエット法との併用だ。

この状態でいきなり別のダイエット法を導入すると、体はかなりショックを受ける。恒常性をつかさどるはずのホメオスタシス機能も、「え？　なに？　いまどうなってるの？」と動きを停止してしまうのだ。

以前に「あらゆるダイエットには効果がある」と書いたのは、実はどんなダイエット法であっても、はじめた瞬間〜数週間はこの「ホメオスタシス・ショック」を与えることに成功するから。しかし数週間もしないうちに「毎日グレープフルーツ摂るのが当たり前」など、そのダイエット法までも恒常性のプログラムに組み込んでしまう。

ならば話は簡単。数週間ごとに新しいダイエット法に切り替えればいい。レコーディング・ダイエットを併用している限り、カロリー制限はされているわけだから、他のダイエット法をいくら切り替えても平気。絶対にリバウンドは起こらない。

たぶん、巡航段階までやせてきた人なら、他のダイエット法も気になっていることと思う。この時期が、そうした方法を試すチャンスだ。

体がホメオスタシスの働きで、なんとか制限カロリー内でバランスをとろうと必死になっているときに、思いもよらない方向から、バランスを崩してやるのだ。

お勧めは、「運動」。特にいままでほとんど運動しなかった場合、意外な攻撃になる。単にウォーキングするだけでも効果的だ。ストレッチやヨガ、リンパマッサージなどで血液やリンパの流れを良くし、代謝を高めるのも良い。

制限カロリーを保ちながら、無理なくできるちょっとした運動を増やしてみる。これがコツだ。ダイエット開始よりかなり体重が落ちているのだから、少しの運動なら、ムリなく楽しくできるだろう。

私がまず採用したのは、ウォーキング。メタリックレッドのおしゃれな万歩計を買って携帯電話につけて、毎日一万歩歩くことを目標にした。万歩計にした理由は、レコーディング・ダイエットの基本概念である「数値化できて記録できるから」だ。

単に運動や筋肉トレーニングの場合、毎日の運動量を定量化しにくい。その点、万歩計は便利だ。昼、仕事で勝手に歩いている分は、自動的にカウントされている。だから「運動するためだけの時間」を取る必要がない。夕食が終わったときに、万歩計を確認する。もし一万歩に足りなければ、足りない分だけ、歩く。毎日、どのくらい歩いたか、食事メモと同時に正確にレコーディングする。これがあとあと、励みになるのだ。

がんばって毎日二万歩、歩いてみたこともある。二万歩が三日続くと、体重にも体脂肪率にも明らかに変化が見られた。ずっと続けられればよいのだろうが、二万歩はかなり大変だ。無理なノルマを自分に課して、続けられなくなってやめるくらいなら、一万歩を目標に、確実にクリアするほうが良い。が、もし可能なら二万歩以上歩く日が週に二回程度あれば、その効果は実感できるはずだ。

私みたいに運動がとにかく嫌いならともかく、「スポーツをする自分が好き！」という人なら、ジムの方が、ゴージャスだし張り合いがあって、続くかもしれない。専門のトレーナーもついていてくれるので、安心だ。

その他にも私は、リンパマッサージ、足上げ腹筋、ストレッチなども、人から勧められてチャレンジしてみた。が、どうも好きになれない。やってはやめて、やってはやめて、の連続だ。

それでも、ムダではないのだ。たとえ、やめてしまったとしても、時々新たな刺激を加えるほうが、ホメオスタシスを崩すショックになると思えばいい。

この時期に、私が併用しはじめたもうひとつのダイエット方法が、「ミネラル豆乳ダイエット」だ。

空腹感というのは、別にカロリー不足だけからくるわけじゃない。ビタミンやミネラルが不足しても発生する。というより、カロリー過多の現代人の空腹とは、大部分がこの「ビタミン・ミネラル不足型の空腹」だろう。

食べても食べても、不足している栄養素がすべて満たされていない。なので、お腹がすぐに空く。

人間の体は本来、糖分が不足していれば甘いものが、塩分が不足していれば塩辛いものが、ビタミンCが足りなければ酸っぱいものがほしくなるようにできている。が、すっかり鈍くなった私たち現代人の神経は、何が足りないか教えてくれない。

こういう場合は、頭で考えて、補ってやるしかない。

とはいえ、管理栄養士ではないので、今日の食事はビタミンEと鉄分が足りない、などと判断できるわけもない。とにかく現代人に不足しがちといわれるビタミンやミネラルを、全般的に多めに補うしかない。

サプリメントを飲んでも良いのだが、私の場合は、たまたまグッドタイミングで出会った赤星たみこさんの書いた『ミネラル豆乳ダイエット』（小学館）という本をそのまま活用した。詳しくは同書を読んでもらえばわかるので、簡単に説明する。

毎朝、豆乳二〇〇cc・野菜ジュース二〇〇ccを混ぜ、朝食がわりに飲む。豆乳は、コンビニで売っている調整豆乳でよいし、野菜ジュースも市販の好きなものでかまわない。出張だったり、忙しかったりすれば、コンビニで豆乳と野菜ジュースを買って、普通に飲むだけだ。朝ごはんがわりに飲むのが効果的だが、その暇もないときは、昼でも夜でも、飲めばよい。そういう意味では、絶対に毎日続けられる手軽さが魅力だ。

これを飲むと、不思議と食欲が抑えられる。もちろんお腹はすくが、強烈な飢餓感にみまわれることがなくなる。

その上、食べていても途中でちゃんと「お腹いっぱい」になって、途中で食べるのをやめられるようになるのだ。「ビタミンやミネラルが不足している」という体のサインが解消され、純粋にカロリーさえ足りれば満腹のサインが出されるからだろう。

以前は一日二五〇〇～三〇〇〇kcalも食べていた私のような人間にとって、一日一五〇〇kcalは、分量的にもかなり少なく感じる。食べ終わっても物足りない気分が残る。

しかし、そういう人でも二～三日続けて毎朝この豆乳野菜ジュースを飲むだけで、食べている最中にちゃんとお腹がいっぱいと感じられるようになるのだ。意志力で無理やり箸をおくという必要がなくなるのはありがたい。

ＴＶなどで何度も紹介され、効果も確認されているので、是非試してみてほしい。

私は「七五日目の変化」の辛い時期を気力で越え、巡航段階の真っ最中にこの豆乳野菜ジュースに出会った。効き目はバツグン。今まで食べていた分量の三分の二で満腹になるようになった。しかも、体脂肪率もどんどん下がった。それまではカロリー制限だけ考えて、あまり栄養バランスを考えていなかったから、たぶんこのジュースがたいへんインパクトのある「ホメオスタシス・ショック」になったんだと思う。

この豆乳野菜ジュースのもう一つの魅力は、わずか二〇〇kcal～二五〇kcalだけど、朝食がわりになるということだ。毎回、朝・昼・晩とあらかじめメニューを考えるというのは前章でも書いた。これが毎日だと、けっこうめんどうなのだ。

しかし朝食は豆乳野菜ジュースと決めてしまえば、考えるのがかなり楽になる。しかも、残りのカロリーは一三〇〇kcal～一二五〇kcalもあるから、メニューが組み立てやすい。間食も可能になる。朝食後、普通より早めにお腹がすくことを念頭において食事計画を組み立てておけば、失敗することは少ない。

少し話はずれるけど、この頃から私は、「美味しく楽しい食事は一日一食で充分」と考えるようになった。

毎回毎回、美味しくてカロリーが低くて、それなりにお腹がいっぱいになって、と考えると、イヤになってくる。それよりも、一食は豆乳野菜ジュースと決める。もう一食は、家で野菜中心の一人鍋をするか、低カロリーのレトルトカレー、レトルト丼などを食べる。外食ならサブウェイで低カロリーのサンドイッチを食べる、と決めてしまう。

すると残りの一回だけ、自分が食べたいものを、ああでもない、こうでもないと、じっくり考えて決められる。しかも七〇〇kcalは使える計算なので、けっこうなんでも食べられる。これは楽しい。

ちゃんとした食事は一日一食というと、驚く人も多い。では、たとえばこう考えてみよう。

一日に三回もデートする人はいない。いくら女好きとかモテモテであっても、毎日毎日休まずに三人ずつとデートする、なんてことをする人はいない。

なぜか？　そんなデートは疲れるだけでちっとも楽しくないからだ。ちゃんとデートを楽しみたいなら、一日に一人。いくらモテモテでも、それ以上は単なる労働になってしまうだろう。大奥に自由に行けた将軍様だって、一日の相手は一人だったそうだ。

それと同じく（?）、一日に「美味しい食事」は一回で充分だ。カロリー制限を守りながら、一日三回も食事しようとしたら疲れ果ててしまう。それより発想を逆転させて「毎日、一回は美味しいものを食べよう。他の食事時間は、そのための準備と割り切ろう」と考えてみる。

そうすれば、他の食事の役割もほぼ見当がつく。「カロリーを抑える」「手間や時間をかけない」「栄養バランスのみを考える」。つまりそれぞれ「摂取カロリーの節約」「ダイエットの手間やストレスの節約」「無用な飢餓感の回避」という役割を担っているわけだ。

一日に何度かある食事を、全部同じに扱わない。ある食事は「楽しみ」、別の食事は「節約」「コントロール」など、食事ごとに目的を分けて考えてみよう。

一日三食、ちゃんと美味しいものを食べようとしても、どうしてもボリューム不足だったり貧相な食事ばっかりになりがちだ。毎日、どこか「一点豪華」「一点実用のみ」を取り入れてみよう。

巡航　日目（開始から　日目）　体重　kg・体脂肪率　%

時　分頃……　（約　kcal）
時　分頃……　（約　kcal）
時　分頃……　（約　kcal）
⋮

総摂取　kcal

※その他に［睡眠時間］［食事予定］［運動記録］などを記録するとよい。
食事予定は目安なので厳守の必要はない。運動記録は内容・時間など具体的に。

**「巡航」段階でのメモのサンプル**

開始から150日目（体重82.0kg・体脂肪率28.7%・体脂肪重量23.5kg）の著者の食事は「朝食：豆乳野菜ジュース（約248kcal）」「昼食：佐世保バーガー1/2、九州物産展でつまみ食い、チーズケーキ（約500kcal）」「間食：オレンジ、チョコ、せんべい（約200kcal）」「夕食：自然食バイキング（約500kcal）」で計1448kcal。

巡航段階を苦しまず、快適に乗り切るためには、以上のようにさまざまな工夫が大切になる。無理せず、楽しく続けられる、自分にあったダイエット法や、日常生活のちょっとした工夫を探し続けること。そのためにも、レコーディングした記録を活用してほしい。

記録のありがたさを一度でも実感したら、メモを毎日つけることも、めんどうではなくなることだろう。詳しくつけておくと、あとあと見直したとき、励まされるだけでなく、改良点を見つけられたり、あらたな比較検討の材料にできたりと、重宝する。

というわけで、私がお勧めするレコーディング項目を上に列記しておくので、参考にしてほしい。もちろん、これを全部つけなくてもいいし、他の項目を増やしてくれてもよい。自分なりに工夫してくれればと思う。

**☞ レコーディング・ダイエット第四段階「巡航」のポイント**

①七五日目あたりに体調の変化がある
②体重や体脂肪は、脈動的に変化する
③停滞期はいろんなダイエット法を併用して乗り切ろう
④豆乳野菜ジュースはオススメ

# 第七章　再加速・体の声を聞く

「巡航」段階で栄養のバランスもうまくとりいれた。「離陸」「上昇」段階（フェーズ）で驚くほどの減量に成功し、運動も少しはこなして、停滞期も難なく克服。

苦しい七五日目も無事にやり過ごし、そろそろ人に「本当にやせましたね！　どうやったんですか？」と聞かれることが多くなる。食べ物を見ると反射的にカロリーを計算できるようになる。私自身の経験では、食べ物の横にカロリー値が浮かんで見えるような気がした。『ドラゴンボール』に出てくるスカウターを装備したみたいな気分だ。

大量に買い込んだカロリーオフ食品をあまり食べなくなった。こんにゃくを胡椒味や梅味に味付けした「こんにゃくチップ」や、夜食用に買った春雨ヌードルなど、カロリーを低く抑える食品をいつのまにか食べなくなった。そういう食材に頼らなくても、制限内のカロリーで毎日楽しくすごしていけるからだ。

こんな段階に達したらなら、あなたはいつの間にか「再加速」段階に入っていることになる。

一番わかりやすい転機は、自分の好物に明らかな変化が見られたときだ。

たとえば私はダイエット前、毎日コーラを三〜四本飲んでいた。「上昇」段階でも、カロリーゼロのダイエットコーラなどを、一日に二〜三本は飲み続けていた。

出張でホテルに泊まったときは、必ずコンビニで買って帰り、部屋で飲むのが習慣だった。ダイエットを意識して水を二リットル飲んでいるときも、それにプラスして飲んでいたのだから、自分でもあきれてしまう。

が、ある日、もう何日も炭酸飲料を飲んでいないことに気がついた。別に嫌いになったわけではない。「そういえばしばらく、飲んでいないな」と気づいたのだ。気づいてからしばらくは、また飲みだした。でも一回にひとくちかふたくち。気が済んだらボトルにふたをして冷蔵庫にしまう。欲しくなったらまた冷蔵庫から出して、少し飲む。一日かけて一本をゆっくり飲む程度のペースになった。

最初は「栄養バランスのため」とか思って食べていた煮物や海藻類が、最近やたらと美味しい。しぶしぶ飲んでいた豆乳野菜ジュースも、飲むのが楽しみになる。

「マクドナルドのダブルチーズバーガーが食べたい！」と思い立ち、朝からカロリーをやりくりして食べにいってみた。美味しいには美味しいけど、想像していたほどではなかった。三分の一ほど食べて納得したので、残りは残してきた。

こういう変化を主治医に話したら「良かったですね、食べ物の好みが変わったんですよ」といわれた。

そうか。ダイエットを続けていくと、勝手に味の好みも変わるのか。

この変化、実は単なる味の好みの変化ではなく、もっと大きな変化の前兆である。

この「再加速」段階で、レコーディング・ダイエットはいよいよ最終段階に近づく。

一日のカロリーを目標値に抑えるのに四苦八苦している段階なら、本当はこの章はまだ早い。前章を熟読して、とにかく予定カロリー内に抑えることに専念してほしい。

では「再加速」段階の説明である。

この頃になると、カロリー調整のコツもつかめてくる。夕食後カロリー計算したときにも五〇kcalや一〇〇kcalと余っていることが多くなっているだろう。私も一五〇〇kcalで収めるのが当たり前になり、うっかりしていると一二〇〇とか一三〇〇kcalで一日が終わりそうになるという、以前では考えられない事態が起きるようになってきた。

もちろん、そうなる原因のひとつは「メニューの組み立てがうまくなったから」だ。でも、理由はそれだけではない。胃袋から送られてくる「そろそろ満腹」という信号に気がつくようになったからなのだ。

今までももちろん、そういう信号は出ていたのだろう。が、全く気づかず、お腹がいっぱいになるまで必ず食べていた。「お腹がいっぱい」というより、「いっぱいすぎて胃が苦しく、食べたくてももう一口も食べられない」という状態まで食べていたのだ。

嫌いなものならともかく、好きなものの場合、必ず「食べ終わったときは苦しい」し、「食後しばらくは気持ちが悪い」のが当たり前だと思っていた。それが一日一五〇〇kcalに収めようとすれば、苦しくなるまで食べることは少なくなった。

「もっと食べたい」というときに食べ終わってしまうこともある。「もっと食べたいという衝動は収まったが、まだまだ食べられそう」というときに食べ終わることもある。

そろそろお腹いっぱいかも、というときにちょうど、食べ終わることもある。

そういう経験を積んでいると、徐々にわかってくることがある。

「空腹で目が回りそう」と「満腹で気持ちが悪い」の間には大きな差がある。でも、「もう少し食べたい」と「ちょうど満腹」と「ちょっと食べすぎで苦しい」、この三つの間にはそんな差がない、ということだ。ほんのスプーンで二杯分、二口ほどの差で「ちょっと足りない」「ちょうど」「ちょっと苦しい」は切り替わる。

激しい飢餓感や食べ過ぎの苦しさに比べて、体に感じる感覚も微妙だ。しかも、「もう少し食べたい」状態で食べ終わって一〇分ほど経つと「ちょうど満腹」になる。「ちょうど満腹」で食べ終わって一〇分ほど経つと「食べすぎでちょっと苦しい」になる。満腹感を出すセンサーは胃袋の上部付近にあるので、満腹サインは、一〇分ほど遅れて出されるらしい。

言うまでもないが「もう少し食べたい」で箸をおき、あとで「ちょうど満腹」になるのが理想的だ。胃袋が発する「あと少し」というか細いサインに注意して、そこで食事をやめてみよう。

しかし実際は、「もう少し食べたい」状態で食事をやめるのは、なかなか難しい。そこで食事ごとに「満腹感」も記録してみよう。食事の後に「満腹」とか「足りない」と書くのだ。そして、一〇分したらもう一度そのメモを見る。

たぶん「満腹」と記録したときには、一〇分後には胃がやや不快感をおぼえているのがわかるだろう。それが「食べすぎ」なのだ。

メモに、「ちょうど満腹」とか、「ちょっと苦しい」とか書くようにする。それを見返せば、自分がどれくらいで満腹になるのか、見当がつくようになる。そうすれば、最初から食事の一〇分後に満足感が得られる分量を、皿に盛ることもできるようになるはずだ。

体が発する満腹のサインに気づくようになると、空腹というサインもわかるようになる。禁断症状のような激しい飢餓感ではなく、微妙な空腹感のことだ。太っている人は全員、このサインにも気づいていない。

私も、全然気づかなかった。「お腹が空いた」と「お腹がいっぱいでちょっと気持ち悪い」というサインの区別がつかなかったくらいだ。無理やり言葉にすると、満腹は「胃がふくらんでまわりの臓器にあたり、押し返されるようなカンジ」、空腹は「胃が奥へ引き下げられ、みぞおちあたりでキュッとなっているカンジ」。

私にとっては微妙すぎる違いだ。

この感覚、おそらく子供の頃は知っていただろう。しかし成長がとまった頃から、すっかり忘れていた。「再加速」段階で三〇年ぶりに「本当の空腹感」を意識したときは、本当にこれが空腹感なのか、とずいぶんとまどったものだ。

「空腹がわからないなら、食べないですむ」と考えるかもしれない。

違う。

空腹がわからないから、空腹になる前にどんどん食べてしまうのだ。正確に言えば、満腹でなくなったら食べる。食べられるかなと考えたとき、何か食べられそうだったら、さっそく食べる。

そうやって、空腹になる前に食べ続けていたから、胃袋が空腹のサインを出すチャンスも、空腹のサインを感じるチャンスもなかったのだ。

暇なとき、つまらないとき、すかさず何か食べたいと考える。たまたま食後すぐで、苦しいほど満腹の場合は（食後すぐは、いつも満腹で苦しいんだけど）、「残念、何も食べられない」とあきらめる。苦しくなければ、「チャ〜ンス！　何を食べよう」となる。お腹にほんの少しでも隙間ができたら、そこに嬉々として食べ物を詰め込む。せっかく何か食べられるのに、食べないなんてもったいないことは、考えられない。

「食べようと思えば食べられるんだから、食べないのは損」

いつの間にか、そんな風に考えていたのだ。

それが私だった。だから私は太っていたのだ。

太っている人、やせている人にそれぞれ、空腹と満腹の感覚に関してインタビューしてみた。太っている人は全員、満腹・空腹のサインがよくわからないという答えだった。やせている人は全員、そのサインに非常に敏感で、逆らえないものという感覚を持っていた。誰一人、例外はなかった。実際、スリムな人と太っている人の食生活をよく観察すると、一食の量は同じように見えるが、頻度が違うのがわかる。

たとえば、レストランで同じものを注文し、同じように完食する。この部分だけ見ると、同じものを食べているのに、自分は太っていて相手はやせているのが、不思議に思える。

が、やせている人にとっては、「一人前の食事を完食する」という食事量はかなり重い。だから「次は一食抜いてもいいな」とか「あっさり食べよう」と考えている。もちろん、お腹が空くまで何も食べないし、食べたくもない。空腹のサインに従っているからだ。

一方、太っている人は、満腹が収まるとさっそく、何を間食しようかと考えていて、空腹のサインが出るまでに必ず何か食べている。

「太っている人も社会生活を送っている。四六時中、何かを食べていられる状態のはずはない。仕事や用事で、どうしても食事がままならないこともあるじゃないか」と思うかもしれない。が、それを取り返すように、次の食事ではやせている人には不可能な量を食べる。やせている人は、どんなにお腹がすいていても、ある程度食べると、食べられなくなってしまう。満腹のサインを聞いているからだ。

空腹・満腹という「胃袋からのサイン」がわかるようになると、もう一つのもっとか細いサインが聞こえるようになる。

それは、体自身が発する「○○が食べたい」「○○が必要だ」というサインだ。

これは自分の好物、例えばトンカツが食べたいとか、ポテトチップスが食べたい、とかではない。こういう「食べたい」は、以前食べて美味しかったという記憶によって、「また、あの美味しい快感が欲しい」という考えから来ている。だから、そのときの体の状態と何の関係もなく、好きだという思い込みで食べたがっている状態と言える。

それに対して、体が発するサインは、そのとき体が必要としているものを伝えてくれる。例えば、妊娠すると酸っぱい物が食べたくなる、と言うが、あの類のものと考えてほしい。また、汗をいっぱいかいたときに、塩辛いものが美味しく感じられる。風邪でビタミンが必要なときは、一〇〇%のオレンジジュースが美味しく感じられる。

こういうときの「美味しい」は、舌や口が美味しがっているのではない。「体全体が喜んでいる」という表現がぴったりな「美味しい」だ。味や歯ごたえが好きで、口で味わって食べるというより、喉で美味しいカンジ。胃の方から迎えに来るカンジ。そういう「美味しさ」の経験は、誰にでもあると思う。

「体に不足しているアレを食べたい。あのカンジを味わいたい」という体からのサインを、脳がかつての経験と照らし合わせて、翻訳する。それが「煮物が食べたい」「海藻が食べたい」という、好みの変化になるのだ。

私は上昇開始から六ヶ月目くらいで、この感覚が何となく感じられるようになった。「七五日目の体質変化」以来の大きな変化だったといえる。

まず、なぜかひじきが食べたくなった。一週間ほど、機会があれば食べるようにしていたら、収まった。

で、今度は柑橘(かんきつ)類が食べたくなった。ちょうど季節だったので、デコポンや甘夏を毎日半分ずつ食べた。

そのあと貝類が食べたくなったので、レトルトのしじみ味噌汁を飲んだ。

プルーンが食べたくなることもあったし、海苔が食べたくなることもあった。その次はちらし寿司。たぶん、普段の食事に酸っぱいものが足りなかったのかもしれない。

この「食べたい」のサインに従うと、いままで「好物ではない」「そんなに好きではない」と思っていた意外なものも、非常に美味しく感じられる。美味しいものが増えると、ダイエットがいっそう楽しくなる。体が欲しがっている分だけ食べると満足するから、食事量もいつの間にか減っている。

まさに、いいことずくめだ。

いままでの話でわかるように、食欲には二通りある。

「頭だけが食べたがるもの」と、「体が食べたがるもの」だ。

美味しかった記憶、美味しいだろうという期待による食欲と、体が必要としているものに対する食欲とも言える。この二つの食欲の違いを、「欲望」と「欲求」と名づけた。

味わってみたいという「欲望」。

○○が必要だという「欲求」。

「欲望」は、様々な理由でわいてくる。

まず、以前食べたとき、美味しかったという記憶。記憶は実は、味だけで構成されているわけではない。好きな人と食べた、素敵な店で食べた、旅先で食べたなど、良いイメージとまじりあって、「もう一度食べたい」という感情が構成されている。しかし本人は気づいていない。「食欲」だと思い込んでいる。

「TVで紹介している美味しそうなもの」「きっと、こんな味だろう」と想像する味、これも「欲望」による食欲だ。ポテトチップスやチョコの新製品が次々と発売され、次々と売れるのは、美味しいからというより、好奇心を満たしたいという「欲望」からだ。

現代社会では、食べたいという「欲望」をかきたてる、ありとあらゆる罠が、いたるところにしかけられている。ショーウィンドウには、色とりどりのケーキが並び、コンビニでは新製品だの、季節限定だの、好奇心をくすぐるスナックが目白押しだ。単に味だけではなく、イメージや記憶まで動員してくる食欲、それが「欲望」の食欲だ。

一方、体が必要としている食欲のサイン、「欲求」を読み取るのは難しい。突然、明確に感じられる時もあるが、たいていは気にしていないと、見過ごしてしまう。

コツは、比較的お腹がすいているときに、様々な食べ物を思い浮かべてみることだ。「美味しかった」「嬉しかった」という抽象的な感情や、「〇〇で食べた」「××と食べた」というデータではない。それを噛んで、味わって、飲み込んだときのカンジを、具体的に思い出してみる。

大切なのは、飲み込んで胃に収まったときまでを思い出すことだ。そのとき、「あ。これが食べたい！」と思ったら、ビンゴ。当たりの可能性が高い。当たりが見つかったら、似たようなものを思い浮かべてみることもオススメだ。たとえば「チーズケーキが食べたい！」と思ったら、甘夏ではダメなのか、普通のみかんはどうか、レモンをたっぷりかけた料理はどうか、酢の物やマリネはどうか、と「酸っぱい系」を色々と考えてみる。すると自分が食べたいものの正体がなんとなくわかるはずだ。

食べたい！　と思った食べ物が、すぐには手に入らないこともある。試してみてほしい。

考えるときには、普段、あまり食べないもの、好きではないと思い込んでいるものも、ぜひレパートリーに加えてほしい。好きでもない食べ物の味を思い出すのは難しいという人は、スーパーやデパートの食料品売り場を見て歩くのも良い。普段あまり買わない棚を見ると、意外なところに自分の「欲求」があることに気づく。

さて、この章をここまで読んで、いかがだろうか？　こう思う人もいるだろう。

「なんだ。結局はヘルシーおたくのお説教かよ。それよりトンカツ、ハンバーガー、ラーメン、ピザなんかを食べながらやせる方法を教えてくれよ」

「和食中心だの、食物繊維たっぷりだの、聞き飽きたよ」

たぶん、そう思う人というのは、具体的にレコーディングをはじめる前に、一気に本書をここまで読んでしまったのだと思う。

もちろん本の読み方など自由だ。しかし、効率よく失敗なくやせるためには、段階があり、段階ごとに慎重に進むほうがいい。「欲望」と「欲求」の話を聞いてもピンと来なければ、この章の続きを読むよりまずは「助走」「離陸」の段階を実際に経験してほしい。この段階なら、トンカツやハンバーガー、ラーメンもピザも好きなだけ食べて、あとはレコーディング・メモをつけるだけ。それを続けるだけでも、実は本当にやせるのだ。

その後に「上昇」「巡航」を経験すれば、「欲望」という頭だけの食欲、「欲求」という体からの食欲という表現が、思い当たるだろう。

話を戻そう。

太っている人は、常に頭だけの食欲に忠実に生きているが、体からの食欲には無頓着だ。何が食べたいという欲求はもちろん、空腹・満腹のサインすら無視しているのだ。頭が発する欲望のみに忠実に生きる、欲望型人間と言える。

逆に、スリムな人は、体の食欲に忠実に生きている。いくら好きなものでも、お腹一杯だと食べられない欲求型人間と言える。欲求型人間とは実は、食べ過ぎや空腹という、体からの不快なサインに、非常に弱い人だとも言える。こういう人は、あらゆる体のサインに敏感で、体が訴える苦痛に弱い。欲求の言いなりになりやすい人とも言える。欲求型人間も、良いところばかりではないのだ。

欲望型人間は逆に、自分の欲望に振り回されやすい。しかし、常に自分の欲望を自覚し、仕事にもプライベートにも積極的な人が多い。

欲望型と欲求型、どっちがいいというわけではない。社会にはどっちも必要だ。が、ことダイエットにおいては、欲求型のほうが圧倒的に有利な立場なのは確かなのだ。

この「再加速」段階では、今まで完全な欲望型人間として生きていた自分を、欲求型人間に近づけることが目的だ。その方法は、体の欲求に耳をすます以外に手だてはない。しかし、「上昇」「巡航」段階を経て、しだいに食べ物の好みが変わってきたなら、それは「体のかすかな欲求」が聞こえてきた証拠なのだ。

欲望型人間から欲求型人間への変化は、食べることだけではない。

たとえば私は、ダイエットを開始してからもずっと、階段を上ることは辛くてイヤなことだと思い込んでいた。がある日、どうしても急ぐ必要があって階段を駆け上ったら、予想に反して全然辛くなかったのだ。体重が減って、楽に駆け上れるようになっていた。

でも、それまで「やってみようかな」とも思わなかった。「運動は嫌いだ。できるだけ避けたい」という欲望の声しか聞いていなかった証拠だ。

実はいまだに私は、運動に関する欲求のサインを聞くのは不得意だ。ウォーキングの最中に、足の血行がよくなって、下半身が温まってくるのを感じる程度だ。風邪でビタミン不足のときに、たまたまオレンジジュースを飲んだら、やたらおいしく感じられた、という程度のことだろう。

でも自分の体質がどんどん変化しているのはわかる。万歩計の数字だけでなく「今日は多めに歩きたいな」といった体のサインも聞こえるようになった。体の冷えも自覚するようになり、冷房が苦手になった。

このように、体の欲求がどんどん自覚できるようになると、最終段階「軌道到達」の準備ができたことになる。

☞ レコーディング・ダイエット第五段階「再加速」のポイント

①食べ物の好みの変化に気をつけよう

②「満腹」や「ちょうどいい」の直前、「まだちょっと足りない」で食事をやめよう

③「○○が食べたい！」という欲望ではなく、「○○を欲しがっているな」という体の欲求を自覚しよう

## 第八章　軌道到達・ダイエットの終わり

人工衛星は、ロケットやエンジンなどの動力なしでも地球に落ちてこない。なんの努力もなしに宇宙を飛んでいる。衛星軌道に乗って、重力と遠心力のバランスが取れているからだ。

それと同じく、ダイエットするなどという努力なしでも、やせていられる状態。それがレコーディング・ダイエットの最終段階（フェーズ）「軌道到達」だ。

いま、私は自分が案外少食なのに驚いている。

考えてみれば当たり前で、私は背が高いわけではなく、肩幅をはじめ骨格は人より華奢（きゃしゃ）だ。いまだに運動も好きになれない。しかも年齢は五〇歳近い。少食なのは当たり前かもしれない。

太っていた頃の私は、体からの欲求を捉えるセンサーがなかった。いや、センサーは持って生まれているのだが、それを感じることをすっかり忘れていた。センサーの存在すら忘れていたわけだ。

飛行機の操縦で「計器飛行」という言葉がある。星も見えない夜、地図や無線機と方位磁石、速度計だけを頼りに「今、このあたりを飛んでいるはず」と計算しながら飛ぶ操縦法のことだ。

地形や目印の建物を確認しながら飛ぶ「有視界飛行」に比べて、技術と精度が要求される飛行だ。が、訓練すれば習得可能な技術でもある。

私たちのような欲望型人間が、自分の体を思うように管理するには、この計器飛行のような緻密さ、精確さが必要になる。

私たちは、自分たちの体内で起きていることが、なに一つ見えない。

自分が食べたものが、どう消化され、どれくらい、どんな形で、どこに蓄えられるのか、見ることはできない。わかることは、何を何時何分に何kcal食べたか、体重が何キロで、体脂肪率が何%か、サイズが何センチかという外から計測するデータだけ。

つまり有視界飛行ではなく、データだけを頼りに飛ぶ計器飛行とおんなじだ。計器飛行でもっとも大事な地図や無線機、磁石や速度計に相当するのが、レコーディング・ダイエットの「記録」だ。

いままで自分はどこを飛んできたのか、どちらの方角を向いているのか。速度は？

これはすなわち、「きょう、なにを食べたか？」「体重の変化量は？」「いまの体重は？」に相当する。

レコーディング・ダイエットというのは、体に関する必要な記録を取ることで、自分の体を自在にコントロールできるようになるのが目的なのだ。

では、私たちはいつまで計器飛行を続ければいいのだろうか？　どうなれば「ダイエットは終わった」といえるのか？

ダイエットが終わっても、リバウンドしないためにさらなる節制を続けなければならないのだろうか？

「軌道到達」段階では、いよいよ計器飛行をやめて有視界飛行にうつる。すなわち「レコーディングをやめて、カロリー制限もしないで食事する」という段階だ。

そのためには、「再加速」段階で意識した空腹・満腹感をさらに強く意識しよう。

まず、満腹感や空腹感を一〇段階の満腹メーターで表現してみよう（図1）。

これ以上食べたらお腹が破裂する。大食い大会に出て、ムチャをしてしまった、というぐらいの満腹感。これをレベル10とする。

次にお腹が空いて目が回り、逆に気持ち悪くなっているような状態。これをレベル1としよう。

日常生活では、ここまでの満腹や空腹はあまりないだろう。通常、私たちはレベル2の空腹から、レベル9の満腹の間で生活している。

さて、ここでやせている人と太っている人の食事の差を見てみよう。両者とも昼食にカレーを食べた。同

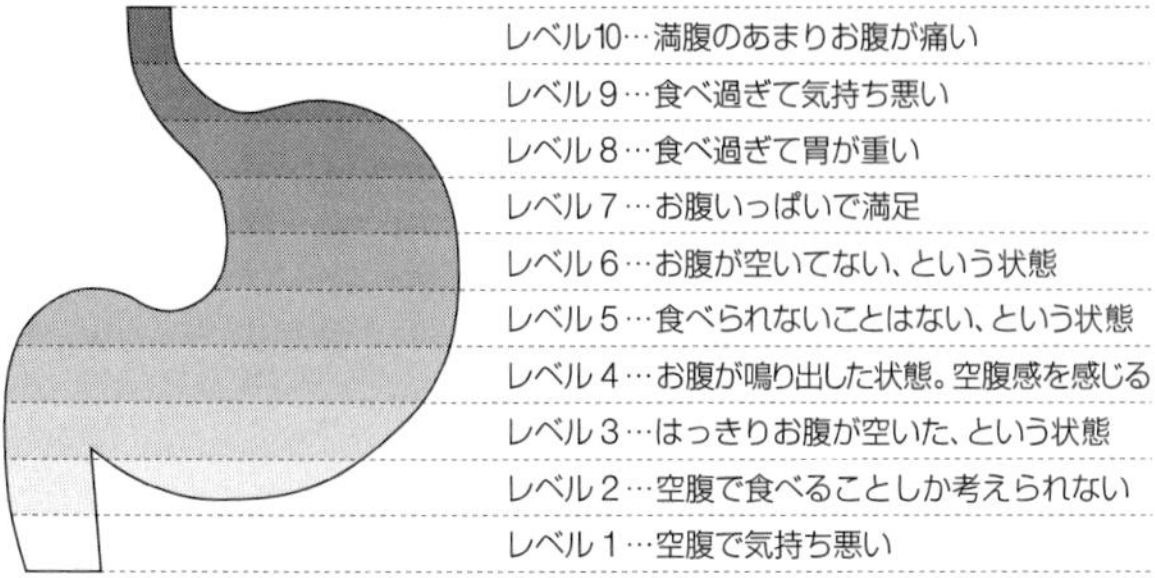


図1　満腹メーター
（ちなみに胃袋の大きさは握りこぶし程度。ということはそのくらい食べれば本当は腹は膨れるはずである）

じ分量でカロリーも同じ。なのに片方はやせていて、もう片方は太っている。

なぜだろう？　体質の差だろうか？

カレーライス一杯を、さっきの満腹メーターにあてはめて考えてみよう。おそらくカレー一杯は満腹度で言うと目盛り三つぶん程度。つまり、レベル3「はっきりお腹が空いた、という状態」で食べると、レベル6「お腹が空いてない、という状態」になる。一〇分後に胃の中の満腹神経が働き出し、さらに感覚はレベル7、つまり「お腹いっぱいで満足」に進むだろう。しかし、これはあくまで一〇分後の話だ。

ところが太っている人というのは、レベル3まで食事を待たない。常にレベル5や4、あるいは6の「お腹が空いてない、という状態」でなにかを食べてしまう。前章でも説明したように「満腹ではない＝なにかを食べるチャンス」と考えるクセがついてしまっているからだ。

レベル5でカレーを食べるとどうなるか？　結果はレベル8、食べ終わった瞬間に「なんだか胃が重いな」と感じる。これが太っている人がいつも感じる「満腹感」の正体だ。レベル6や7では満腹感と思っていない。レベル8で、ようやく食べることを断念する。

おわかりだろうか？

つまりやせている人というのは、レベル3や4になるまで食べることを考えない。しかし太っている人というのは、レベル6や5で、スナックやおやつを食べてしまう。結果として、レベル3や4の存在すら忘れがちだ。

自分自身の経験として知っている。私はいつもレベル6や5で食べていた。暇なとき、つまらないとき、すかさず何か食べたいと考える。たまたま食後すぐで、苦しいほど満腹の場合は（食後すぐは、いつも満腹で苦しいんだけど）、「残念、何も食べられない」とあきらめる。苦しくなければ、「チャ〜ンス！　何を食べよう」となる。お腹にほんの少しでも隙間ができたら、そこに嬉々として食べ物を詰め込む。せっかく何か食べられるのに、食べないなんてもったいないことは、考えられない。

まるで、充電サインがひとつでも減ったら、すかさずケータイを充電するようなもの。絶対に電池がダメになる。「充電完了」のセンサーが狂ってしまうのだ。

これと同じく、レベル5や6で食事をすると、満腹センサーが狂う。「空腹」という状態がわからなくなるし、「満腹でない＝空腹だ」と思い込んでしまうのだ。

「軌道到達」段階では、この満腹センサーの設定をリセットする。

そのためにまず、満腹レベルをより細かく意識しよう。目標は「レベル3になってから食べる」「レベル6ぴったりで食事を終える」だ。

満腹メーター、レベル6の「お腹が空いてない、という状態」はたいへん感じるのが難しい。レベル5・9が「もうひとくち、欲しい」で、レベル6・1が「とりあえず、空腹感はなくなった」だからだ。とりあえず、レベル5・9「もうひとくち、欲しい」と思ったら食事をやめてみよう。おそらく一〇分後にはちゃんとお腹いっぱいになっているはずだ。

「軌道到達」の段階では、以上のように胃袋の容量自体をしだいに縮めていく訓練をする。

これは星野仙一監督の主治医でもある松本浩彦氏が『胃袋ダイエット』（現代書林）で発表したダイエット法でもある。消化器外科の専門医である松本氏は長年の経験から「太っている人間の胃袋は例外なく大きい」という事実を知り、そこからの推理で「では胃袋を小さくすればやせるのでは？」という仮説を立てて、ダイエット指導をしている。

「太っている人間の大きく膨らんでしまった胃袋は、長年の『過食トレーニング』の結果だ。ならば反対に『減食トレーニング』で胃袋を縮めてしまえばやせるに違いない」と松本氏は主張する。

私としては、以下の部分が気にかかる。

・過食トレーニングを積んでいるはずの大食いチャンピオンたちは、なぜやせているのか？　胃袋が極度に肥大しているのだから、人並み外れて太っていないと話が合わない。

・松本氏の指導でダイエットに成功しても、それが本当に「胃袋が縮んだから」なのか、それとも「減食したから、カロリー不足でやせた」のか、見分けがつかない。

以上の疑問点はあるが、間違いなく「使えるダイエット法」である。

「胃袋ダイエット」では、食事量を普段の三分の二程度に落とすことを奨めている。しかしこれをメインのダイエット法にすれば、やはり「ガマンする」という意志力や精神力に頼ることになってしまう。しかも「胃袋ダイエット」は、六ヶ月以上、三分の二の食事を続けなければいけない。一度でもオーバーすると、また半年だそうだ。

これまでのダイエット法すべてと同じく、人間の意志の強さに頼るダイエット法は、どうも私には信用できない。「軌道到達」段階まで、この「胃袋ダイエット」を紹介しなかったのは、それが理由だ。

しかし、「軌道到達」段階に入った人には、この胃袋ダイエットがかなり簡単にできる。

ためしに、いまから「ダイエット前に好きだったもの」を食べに行ってみよう。遠慮はいらない。これはテストだから安心して、以前に死ぬほど好きだったもの、それが原因で太ってしまった料理を注文してみよう。

あ、いちおうその日の朝にちゃんと「豆乳野菜ジュース」を飲むとか、ビタミン剤を摂るなど、ビタミン・ミネラルバランスだけは気をつける。

カツカレーでもケーキでも菓子パンでも、なんでもかまわない。では食べてみよう。食べるときの注意は、「体が求めなくなったら、そこでストップする」というだけ。ひとくち食べるたびに味わい、「自分はあとひとくち、本当に食べたいだろうか？」

と感じながら食べてみよう。今回の食事は実験だ。あんまり楽しめないかもしれないけど、とりあえずひとくちごとに悩んで食べてみよう。

さて、結果はどうだろうか？
やっぱり美味しいから、全部食べてしまった？
途中で「それほど美味しくなくなる瞬間」がわかって、そこでやめた？
途中でやめられた人は、やめた瞬間の心の動きを思い出してほしい。
辛かった？「好きなものをガマンするなんて」って落ち込む気持ちになった？
それとも、あんがい簡単に食べるのをストップできた？

「全部食べてしまった」人は、まだ「巡航」段階だ。カロリー計算を続けて、もう少しやせてからさっきの実験に再チャレンジしてみよう。
「食べるのをやめられた」人、あなたは「再加速」または「軌道到達」段階のどちらかだ。もしやめるのが辛かったら、「再加速」段階。自分の体の声を聞いて、「満腹になる直前でやめる」という練習をしよう。

そして、もしあなたが簡単に「途中で『あ、もういいや』と思って食べるのをやめられた」人だったら……おめでとう！　あなたはいま「軌道到達」段階に達した。

おわかりだろうか？

胃袋ダイエットというのは「意志の力で」途中で食べるのをやめさせる。

しかしレコーディング・ダイエットの「軌道到達」段階では、「欲しくないから」食べるのをやめるのだ。

つまり「軌道到達」段階に達するということは、「必要な分だけ食べたら、努力なしに食べるのをやめられる」という状態になっているわけだ。

この段階でついに、ダイエット生活は卒業だ。

私はいま、「軌道到達」段階に入っている。

何より大きな変化は、以前の欲望だけに振り回される生活に戻りたい、とは思わなくなったことだ。

また、苦しいほどピザを食べ、コーラをがぶがぶ飲みたいとは、少しも思わなくなった。もちろん、ピザも食べたいときはあるし、餃子とラーメンが食べたいときもある。

でも以前のように、週に何回も食べたいとは思わないし、苦しいほど食べたいとも思わない。

食べたいときは餃子とラーメンも食べにいく。でも、全部を食べたりしない。

なぜか？　別に欲しくないから。

先日も、ファミレスのメニュー表紙に載っていた「スタミナ焼肉丼」を見て食べたくなった。「三分の一ぐらい食べたらちょうど満足かな。今度食べてみよう」と考えている自分を発見した。

以前なら「うわ〜、食べたい！　でもカロリー高そう。どれくらいなら食べていいだろうか？」と考えていたのに、自分が食べたい量、おいしく食べられる量は三分の一かな？　と思ったのだ。

これは劇的な変化だ。意志力を使わず、胃袋ダイエットと同じ成果が出せるのだから。

何ヶ月か、順調に正しく満腹感のトレーニングを続けていると、いままで眠っていた「体のセンサー」が起きてくる。欲求のサインが少しずつ、聞こえるようになる。

欲求のサインにこたえながら、意識的にその声に耳をすますよう心がければ、欲求の声はよりよく聞こえるようになるだろう。繰り返すうちに体は、自分の体格にちょうどよい体形に徐々に近づけていってくれるはずだ。

「ちょうどよい」というのは、理想体形でも美容体形でもない。

あなたのいまの年齢や生活、運動量にみあった、ちょうどいい体形。その位置にごく自然と、体形は収斂する。

体重や体脂肪重量が「あるべき数値」でおちつき、体の声がいつも聞こえるようになったら、もはやレコーディングは必要でなくなる。満腹と空腹、それに「○○が必要」というサインに従って、おいしく食事をできていれば大丈夫だ。

体重など、念のため週一度も計れば十分だろう。

忙しすぎたり風邪をひいたりで、体がバランスを崩したときは、より意識して体のサインに耳をすまそう。体が喜ぶものが、変わっているはずだ。

このように、食べたいものを食べたいだけ食べ、本来の体形を維持できている。

これがレコーディング・ダイエットの最終段階、「軌道到達」段階だ。

この時点で、ダイエットは終了する。やめるのではなく、ダイエット卒業である。

もし「本来の体形」が、自分にとって不満があるときは、もう少し体重を落としたり、筋肉をつけたりすることも、ここで初めて可能になる。今までためてきたレコーディング・メモを参考に、欲求の声に耳をすましつつも全面的に従わず、うまくバランスをとりながら食事や運動の管理を行えばよいのだ。

完全に、体形をコントロール可能な状態におくこと。自由自在に、やせたり、太ったりできるようになること。これがレコーディング・ダイエットの到達点として目指すべき地平である。

あなたはいままで、やせている人をうらやんでいたんじゃないだろうか？

すくなくとも、私はそうだった。

「食べたいだけ食べてるけど、別に太らない」

「ガマンなんかしてないよ。でも太らないだけ」

そんな彼ら彼女たちのセリフを聞いて、心の底からうらやましかった。自分もそうなりたかった。

でも、レコーディング・ダイエットを続けて、「欲求型人間」と「欲望型人間」という差に気がついた。

私たち太っているタイプの人間は、大部分が欲望型人間だ。体の声ではなく、心の叫び、欲望で動く。「TVで紹介されたアレが食べたい！」という脳的な欲求がエネルギー源だ。だから欲望型人間はだいたい精力的だ。

それに対して、ずっとやせている人たちはだいたい「欲求型人間」だ。欲望があまり強くない、というより「体の要求してくる声」が大きすぎるので、自分の欲望があまり感じられない人たちだ。だから欲求型人間は、どことなく上品で受身である。

どちらが正しく、もう一方が間違っているという問題ではない。

欲求型人間は、好き勝手に行動しても太りにくい。太るぐらい食べる前に体が「もういらない！」とNOサインを出してしまうのだ。

欲望型人間は、体の要求を無視して、自分の欲望に忠実に生きる。だから太りやすい。目の前の快楽に溺れやすいからだ。

「いつのまにか勝手に太っちゃった」というのが欲望型なら、「いつのまにか勝手にやせちゃった」というのが欲求型。どっちのタイプも、自分を完全にコントロールしているわけではない。

欲求型は「体の要求」にいつも支配されて生きているし、欲望型は「心の欲望」に支配されて生きている。どっちも奴隷であることに変わりはない。

たまたま現代という時代は、「やせていることは美徳」とされているので、欲求型に有利なだけ。だって欲求型は「ほっといてもやせている」から。もし時代が変わって美意識が「太ってるほうが頼りがいがある」になったら、今度は欲望型が得をする。欲求型の人たちは「どうすれば太れるんだろう?」「体のサインを無視して食べる訓練をしなければ」と悩むにちがいない。

第一章で確認したとおり、私たちは単に「やせた方が得だから、やせようとしている」にすぎない。もし時代が変わって太ることが必要になったら、レコーディング・ダイエットを経た私たちはいつでも、いくらでも太れるだろう。

だって、自己コントロールができているから。

私たちはもう、欲望型でも欲求型でもなく、その中間のバランス型だから。

会社経営にたとえよう。体のサインというのは、「現場の声」だ。そして欲望というのは「営業の報告」だ。どっちも大事な情報であることに変わりはない。

現場の声だけ優先していると、会社の利益はどんどん落ちる。つまり、やせる。

営業の言うことばかり採用していると、社員がいくらいても足りなくなる。つまり経営が肥大化する。

双方の言い分を聞いて、決断するのが経営者だ。

欲求と欲望、両方の声を聞いてどうするのか、決めるのはあなた。これが「自己コントロールができる」ということである。

体のサインを聞いて、「あるべき体形」にあなたの体は収斂するだろう。

しかし、「これが食べたい！」「こういう体形になりたい！」という欲望の声を聞いてあげるのも、あなたの判断だ。

レコーディング・ダイエットは終わった。もうあなたは自分の体形を自由にコントロールできる。

まだやせたいならやせてもいいし、逆に筋肉をつけるのだって可能だろう。

レコーディングは自転車の補助輪だ。一人で乗れるようになるまで、補助輪は外せない。でも自分でコントロールできるようになったら、いつでも外していい。

「あれ、最近はコントロールできてないな」と思いはじめる日が来たら、またもう一度、補助輪をつければいい。

食事記録をつけて、体重を計り、カロリーを計算する。

それだけでまた、ちゃんと体重は減りだすだろう。

レコーディング・ダイエットを成功させた人、そして成功しつつある人に、お祝いとしてよい知らせを一つプレゼントしたい。

実は、自己コントロールというのは、体重管理だけに有効というわけではない。お金や仕事、人間関係や自分の将来など、広範囲に応用可能なのだ。何か迷ったとき、目標があるのにうまくいかないときには、要素を書き出してみよう。

それがレコーディングだ。

書き出したからといって、無理やりに答えを見つけなくていい。考えたことや悩んでいることを文字にして客観的に見られるようにする。それだけで充分だ。

悩みや迷いや計画を毎日レコーディングし続ける。つまりこれが「助走」だ。

するとある日、いくつかの悩みが「同じパターン」であるとか、「ひとつの行動で二つ以上が解決する」のがわかる日が来る。そう、「離陸」だ。

なにをやらなければならないか。いつ、それに取り掛かるか。できないとすれば、理由は何か？　代替案としてなにが考えられるか？

こういうアイデアが思いつけばいいけど、思いつかなくても単にメモするだけでいい。メモしたら今日の義務は終わり。忘れてしまってかまわない。

悩みや問題に、毎日答えなんか出さなくてもかまわない。毎日答えが出せるくらいなら、悩んだり困ったりしているはずがない。逃げないで、押しつぶされないで、ただひたすら、毎日レコーディングを続けてみよう。

なぜそんな問題に巻き込まれたのか？

なぜそれを自分は欲しいのか？

レコーディングを続けていると、「自分」の内面が徐々に見えてくる。

自分の内面や気持ちなんて不確かで、誰にもわかってもらえないものだ。同じく、人生そのものも一寸先は闇、その中を手探りで進まなければならない。まるで暗闇の中を飛ぶ飛行機のように。

でも、レコーディングはあなたという飛行機に、いつも位置や方角や速度を教えてくれる。人生そのものが夜間飛行のようなものだ。悩みや迷い、それらから脱出するための計画やヒント、日々の思いをレコーディングすることこそ、人生を計器飛行することである。

世の中には、数え切れないほどのダイエット法がある。成功者は二〇〇人に一人。〇・五%の狭き門だ。二〇〇分の一の確率を突破するというのは、すでにそれ自体が「奇跡」なのだ。

しかし、あなたはその狭き門を突破しつつある。

人から見れば、急にやせてしまったあなたは、まるで「奇跡」に見えるだろう。人一倍の努力や意志力や時間をかけたに違いない。そう思われているに決まっている。

あなたから見れば、自分がやせたのは当たり前に見える。

「だってやることやってるんだから、やせるに決まってる！」

「誰だって自分と同じことを繰り返したらやせるんだから、『奇跡』でもなんでもない！」

きっとあなたはそう思うだろう。

でも、その「同じことを繰り返していない人」から見たら、あなたは奇跡そのものであることにはかわりない。


当たり前のことを当たり前に繰り返していたら、いつの間にかやせていた。

そんな「奇跡」を一度起こしてしまったあなたである。次の奇跡だって同じく、「当たり前のことを当たり前に繰り返す」ことで、もういつでも起こせるようになっている。


人生そのもののコントロールも、同じだ。「当たり前のことを当たり前に繰り返す」だけで、ふたたびあなたは、レコーディング・ダイエット中に感じた「いま、私はコントロールしている」という感覚を思い出すに違いない。

レコーディングはすべてに応用可能な、「奇跡を当たり前にする」技術なのである。

まず、ノートを一冊買う。

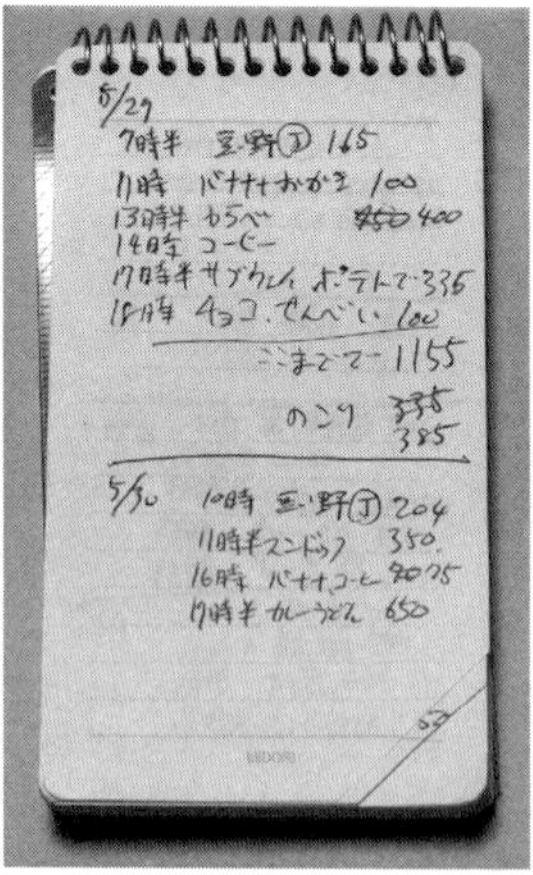

筆者が実際に持ち歩いているメモ帳（実寸の２分の１）。持ち運びしやすい小さなタイプがおすすめ。

そして「今日の気持ち」「今日の問題」を書き出してみる。「やりたいこと」「やらなくちゃいけないこと」も書いてみる。内容は、夕食の買い物でもなんでもかまわない。書いたら、明日まで忘れてかまわない。

「助走」段階のはじまりである。

# 終　章　月面着陸・ダイエットは究極の投資である

月世界、そこは地球と比べて重力が六分の一の世界だ。いま、私はそんな夢の世界に到着した。

自分の体重・サイズが、世間の標準とほぼ等しい世界。四〇年近く、人並みはずれて太っていた私にとって、これは初めての体験だ。

ダイエットを開始してから、私の体重は「三〇代前半の体重・九八キロ」「二〇代後半の体重・九三キロ」とどんどん若い時代の体重を下回り続け、ついには「大学生の頃の体重・八八キロ」「高校生の頃の体重・七八キロ」すらも通り過ぎてしまった。

まさに地球重力圏から自由になった気分。ついに「月面着陸」したというところだ。

見上げれば中天にぽっかり浮かぶ地球は、まだ太っていた時代の自分、「動きに六倍

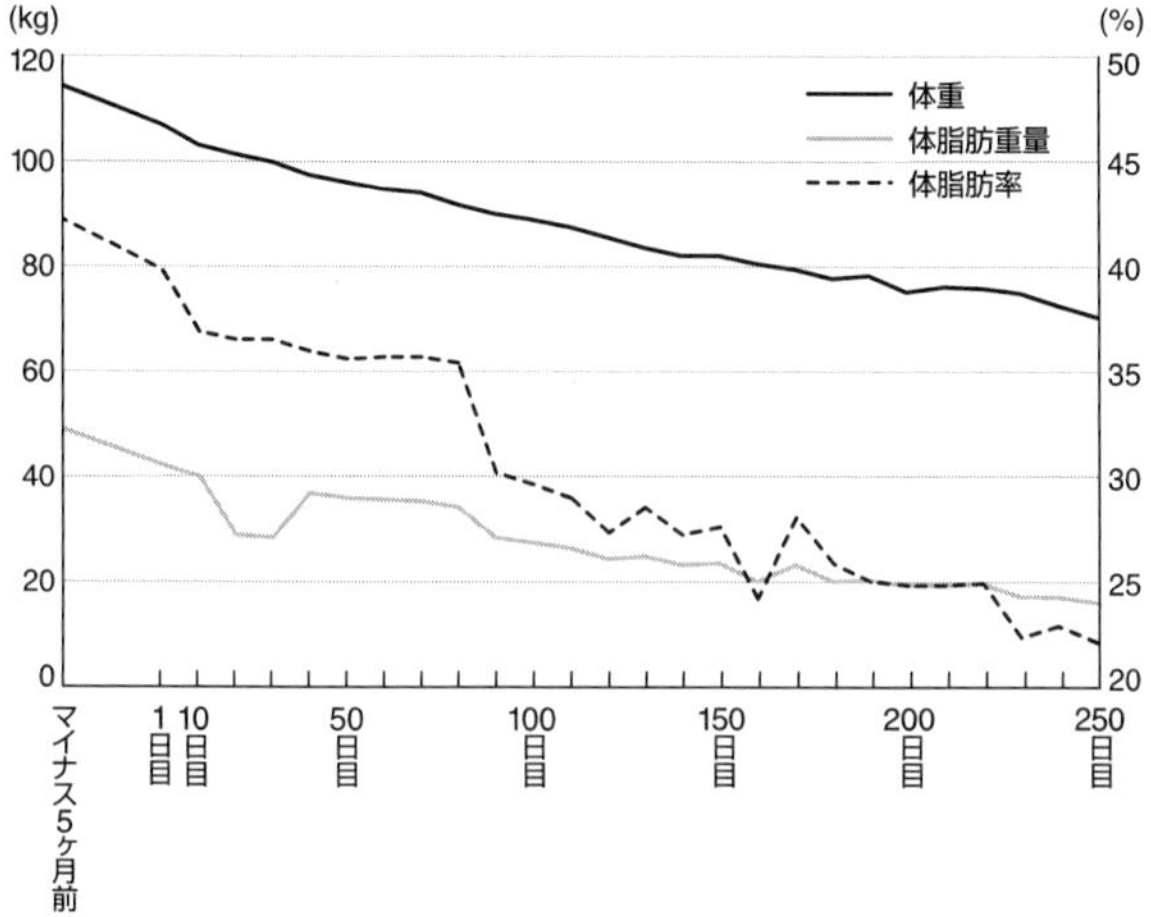


図2　著者の体重・体脂肪率・体脂肪重量グラフ
（50〜80日目まで体脂肪率が変化しないのは機械の不調だと思われる）

の重さを感じていた世界」だ。

歩くこと、電車に乗ること、信号で走ること、食べ物に飲み物。寝ることやお風呂、トイレにいたるまで、いま考えると太っていた一年前はすべて何倍もの負担を感じていた。

それらすべてを脱ぎ捨てることができたわけだ。まるで重り入り胴着を脱ぎ捨てた悟空みたいなもの。体が何倍も軽く感じて当然だろう。

身軽になったのは体だけではない。まず食費がコストダウンできた。

まず、毎日毎日買っていた間食用・おやつ代。私は二日に一度、近所のコンビニでコーラを三本、その他ジュースを三本、コーヒー牛乳を二パック買っていた。合計八本のソフトドリンクを毎日四本ずつ飲んでいたわけだ。これだけで毎日五百円。
サンドイッチ、ハンバーガー、柿の種、菓子パン、ポテトチップス、チョコ菓子、アイスクリームなど、これら間食やおやつを、いままでず～っと毎日五百円以上は買っていたと思う。ドリンクと合計で毎日千円。つまり年間に三十六万五千円使っていたわけだ。

「岡田さんはやせて当たり前だと思いましたよ」と近所のコンビニ店長にまで言われた。私はもう一〇年以上、近所の同じコンビニを利用している。当然、店員さんは私の行動パターンを私自身より熟知していたわけだ。

「バイトと話してたんですよ。どうやってあんなにやせたんだろうって。でもやせて当たり前ですよ。ここ数ヶ月、岡田さんが買うものが、思い切り変わったから。今まで一〇年間、毎日毎日買い物しているのを見てきた私らが言うんだから、間違いありません」

コンビニで客を観察していると、やせている人はそれらしいものを買い、太っている人はいかにも太りそうなものを買っていくという。

「前の岡田さんは、まずお弁当の棚かサンドイッチの棚に行き、買い物カゴに入れる。次にお菓子棚、ドリンク棚、菓子パンの棚とまわり、雑誌の棚で三〇分ほど立ち読みする。最後にアイスクリームの棚に行って気に入れば買い、気に入らなければレジでソフトクリームを注文し、それを食べながら帰る。これが黄金のパターンでしたよ」

我ながら呆れた。そりゃ太るよなぁ。たしかに毎日、コンビニで千円は使わないと気がすまなかったように思う。

「で、岡田さんがダイエットをはじめた、とわかったのは、ダイエットコーラやダイエットスプライトなどのノンカロリー飲料。ソイジョイ、燻製ささみなどのダイエット健康食品。お弁当やサンドイッチではなく、ゆで卵や和惣菜、サラダなどを買うようになったでしょ」

ああ、それは「上昇」「巡航」段階でやったやった！　この時代は毎日三百～五百円程度に買い物は減っている。

それがいまや、このコンビニで買うのは雑誌や雑貨とミネラルウォーターだけ。コンビニの売上には非協力的な客になってしまった。すまん、今度からもっといろいろ買うから許してくれ。

もちろん、外食するときもコストダウンできた。新しい店ができると、さっそくチェックに入る。ここまではあまり変わらない。ただし、頼む料理数が減った。

以前なら、あれもこれも食べてみたいと、大量に注文していた。多かったら残せばいいし、と言いながら、もったいないから完食していた。

それがセーブしながら頼むようになった。そのため、一度、二度来たくらいでは、気になる料理すべてにチャレンジすることはできない。楽しみが長持ちし、コストダウンもできる。具体的には、外食用に区別してるカードの支払い金額が半分以下になった。

行きつけの店の場合は、どんどんやせていく私を見て、店員さんやオーナーが「どうやってそんなにやせられるんですか？」と聞いてくる。ダイエットは世界中、どこでも誰でも共通する話題だからだ。説明すると納得してくれるし、注文する料理の種類が少なくても、食べきれず残しても、ぜんぜんイヤな目で見たりされない。これは気が楽になってありがたい。

家で食べる量も減った。自炊は量をコントロールしやすい。食材を少なめに買って、作る量を半分にすることもできる。食べる量を半分にし、半分を冷蔵庫で保存し、二～三日してから食べることもできる。冷蔵庫をときどき空っぽにするのは、とても気持ちがいいことも知った。

総合的に見れば、これまでに比べ、食費・食材費は半分になった。冷蔵庫もいつも適度に空いていて、地球にも優しくなったに違いない。

地球に優しい、といえば思い出した。「ハンバーガーを切り分けて、食べない分はまず捨てる」と話したら、驚かれることが多い。「そんなもったいない」「開発途上国には食べられない子供も多くいるのに」

うん、わかる。私だってもったいないとか、罪の意識にかられる。

でも、だからといって「食べること」が唯一の選択肢だろうか？

ハンバーガーの残りを捨てなくても、それを途上国の子供たちに送ることはできない。ポテチを捨てなくても、それを彼らの口に入れることは不可能だ。

罪悪感を食欲に変えてはいけない。

すでにハンバーガーを買うときに百円や二百円という「現金」は投資済みだ。あとは「二七〇～五五〇kcal」という余剰エネルギーの投資場所が、あなたの胃袋かゴミ箱か、どっちに投資するかという問題だけなのだ。

唯一の正しい選択は「余分なカロリーになるものは買わない」ことだと思う。ハンバーガーを最初から買わなければ、余った食材はまわりまわって飢えた子供たちに行くこともあるだろう。でも、それでも「欲しくなってしまう・買ってしまう」のが神ならぬ人間の弱さだ。

ハンバーガーを食べたいときは食べればいい。でも、その時に感じた罪悪感で自分の体を太らせる、という罰し方をしてはならない。罪悪感をおぼえるのなら、食べる回数を二回から一回に減らそう。それが「地球に優しい」ことだと私は考える。

食べ物を買う総量、食材を買う総量を減らすこと。そしてなにより食生活を変えることが、食糧難の状況を少しでも好転させる唯一の方法になる。牛肉一キロを生産するために必要な穀類は、約一一キロ。ハンバーガーを残さず食べて、次もまた、ためらいなく買うよりも、八分の七残して次に買うときによく考える方が、結果的に資源を守ることになる。

劇的にコストダウンできたのは、意外なことに衣料費だった。

体重が一一七キロから六七キロになり、ウエストサイズは一二〇センチから八一センチ。その結果、私の洋服サイズは、5Lから M になった。

この5Lというサイズの意味、おわかりだろうか。よく女性が「太るとブランドショップの服が入らなくなって、ショック！」とか言うが、そんな生易しい問題ではない。スーパーマーケットの大きいサイズのコーナーは、たいてい3Lまでしかない。だからデパートのキングサイズコーナーに行くしかない。広い紳士服売り場の、ごくごく一部のみ。種類も少ない。すべてを手にとっても、五分で見終わってしまう。似合う服だの、おしゃれな服だのと注文をつける余地はない。それなのに、普通サイズより必ず高価だ。

それでも、人前に出る仕事をしている私としては、どうにかして「見られる服」を調達するしかない。しかたなく「キングサイズ専門店」に買いにいくことになる。「キングサイズ専門店」は、「サイズに不自由な人」相手の店だ。他のコンプレックス産業がバカ高いように、こういう店もとにかく高い。割高とかいうレベルではない。

カジュアル中心の店で買っても、Ｔシャツ二枚、アロハシャツ一枚、ポロシャツ二枚と、シャツを五枚も買えば、七万円はかかる。

いまの私なら、ユニクロで同じものを買って、一万円前後だ。

月面に比べ、地球の重力は六倍。普通に比べ、デブ服は六倍以上するのだ。

しかも、４Ｌだの５Ｌだのを買うと、すべてに大きい。肩幅も、袖丈も、着丈も、大きすぎる。ぴったりなのは腹回りだけ。あんなにお金をかけたのに、常にだらしない印象だ。スーツやブレザーなら、寸法直しという手もあるが、カジュアルでは、その手も使えない。

私には、ＴＶ出演だの雑誌の写真撮影だの、気を遣わざるをえないシチュエーションが多い。不合理を感じながらも、シーズンごとに大枚をはたいて、服を買い足すことになる。デブのカジュアルは、やたら派手な柄ものが多い。「体格に負けないという長所を生かして」とも言えるが、「表面積が広すぎて無地だと間が持たない」という欠点をカバーしているとも言える。デブ服専門デザイナーたちは、総力をあげ、デブの長所を生かした派手な服を作ってくれる。が、そんな服は印象が強烈なので、続けて二度着ると、絶対にバレる。セットアップで印象を変えて着回す、といった小技がきかないのだ。

結局、シーズンごとに買い足さざるをえない。不経済だ。一度着た服はそのまま保管し「忘れられたかな」と思える一〜二年後に、こっそりもう一度着ることになる。服の枚数がどんどん増える。しかも一枚一枚もでかいから、とにかく広い保管場所が必要になる。

四畳半の部屋をまるまるウォークインクローゼットとして使っていた。たんす二棹(さお)と、一度に二〇〇着かけられるという回転式ハンガー台。大量の押入れだんす。その中に、服をぎっしり詰め込んでいた。

それ以外に、洗面所の洗濯乾燥機上の空間も利用していた。この幅一メートル・奥行き六〇センチのスペースに、押入れのごとく突っ張り棒を使い、大量のハンガーをひっかけていたのだ。こちらは、完全に普段着用スペースだ。

今回、ダイエットがめでたく成功したので、四畳半のウォークインクローゼットの服をほぼ全部処分した。古着処分の日に「私みたいなデブの目に留まりますように」と祈りながらリサイクルに出した。

それでも、全部は捨てられない。気に入っていたオーダーのブレザーなどは、わざわざ銀座の本店まで出向いて寸法直しに出してみた。

ところが、せっかくやせた腹回りは、襟や身頃合わせの関係であまり詰められず、結局、体に合わないブレザーができあがってしまった。今までは、肩幅や袖丈もぴったりという貴重な存在だったのが、一番、体にあわない服になってしまった。高級ブレザーの直しは一着二万円以上する。

この件以来、私は懲りて「太っていた時代の服は、いかに高価でも処分する」と発想を切り替えることにした。

で、ユニクロや西友で、私にとっては驚くほど安い服を買った。何しろ、ユニクロのブレザー八枚が、オーダーのブレザーの「寸法直し代」より安いのだ。以前のように、悩まずに気軽に買える。この気軽さ、重力と同じ六分の一だ。わざわざ遠い専門店に行かなくても、徒歩で行けるお店でいつでも必要なときだけ買えばよくなった。結果、無駄買いがなくなった。

その結果、現在は、洗濯乾燥機の上だけですべての服が収まり、四畳半のウォークインクローゼットが空になってしまった。

東京で一番高いのは土地代だ。部屋一つ不要なら、家賃はずいぶん安くなる。もちろん、使っていないだけでは、すぐ安くなるわけではない。が、大量の本を保管し、おもちゃやプラモのコレクションのため保管用アパートを借りたり、レンタルの倉庫を借りたりという経験を持つ私には、部屋ひとつ空きができるのは本当にありがたい。

以前に借りていた保管用のアパートは家賃が六万円したから、一部屋空いたということはやはり年間七二万円以上の節約ができたということになる。

しかも、大量の服を保管する必要が、今後もずっとないのだ。ベーシックな服を買えるようになったので、着回しがきく。安いから、気軽に買い換えられる。すぐ型崩れしたり、色あせたりすることもあるが、気軽に処分できる。それこそ、ワンシーズン着たおして捨てる、というのが可能になった。

「最近の若者はワンシーズンごとに服を買い換えて、古いものは捨てる」という話を聞いても、今までは信じられなかった。バカ高いTシャツを大切に着て、最初の数回はクリーニングに出すという生活をしていたのだから、わかるはずもない。

もちろん、クリーニングに出す回数も激減。クリーニング代も大幅にカットされた。

現在の衣料費はかつての十分の一。安くて数少ない服を着回しているが、まわりからは「岡田さん、おしゃれになりましたね」と言われるようになった。

以前の私の服は、おしゃれとか流行とかから程遠い、デブ服・評価外の服だったからだろうか。今の私が気をつけているのは「清潔に見えること」だけ。サイズにあった服だというだけで、ずいぶんきちんとして見える。清潔で、こざっぱりと見えるのだ。

貧乏な若者たちが五千円もあればおしゃれはできる、と言っていたのは、こういうことだったんだなぁ。


デパートで服を買える売り場は、今までの一〇倍に広がった。入れる店舗数は、おおげさでなく一〇〇倍以上になったと思う。あまりの多さに、どの店に入ったらいいのか、どのコーナーを見たらいいのかわからず、めまいがした。

六本木ヒルズや東京ミッドタウンなどの、いわゆるトレンドスポットも、いままでの私にとっては「ご飯を食べに行くところ」でしかなかったが、いきなり「自分にも関係ある場所」になった。行きたい・行けるお店が増えたからだ。東京という街が、やせることだけでまったく違う顔を見せはじめた。


食費、衣料費に続いてコストダウンできたのが、電気代。特に夏、冷房の電気代だ。

ダイエット前の私は、すべてのデブ同様、暑がりだった。脂肪を五〇キロも体に巻いていたのだから、暑いのも当たり前だ。

もちろん、自他ともに認める冷房大好き人間。夏に喫茶店を選ぶ基準は、味よりも、内装よりも、まず冷房の利き具合。まず扉をあけて冷房でキリっと冷えているかを体でチェック。生ぬるい場合は、入るのをあきらめていた。もちろん、オープンカフェなんか行ったこともない。

自宅でも、自分が今いる部屋はもちろん、行く予定のある部屋すべてに冷房をかけていた。出かけるときも、冷房のタイマーを忘れないよう、最新の注意を払う。うっかりかけ忘れたりすると、一時間は仕事も何もできなくなるからだ。トイレには冷房がないので、大汗かいてすませて、冷房の利いた部屋に戻って一息つく、といったぐあいだ。

もちろん、寝るときも冷房はかける。しっかり冷やした部屋とベッドで、タオルケットをお腹にかけて眠るのが幸せだった。当然、夏の電気代は破格だった。普通の人の三倍はかかっていただろう。

暑がりの経費は冷房代だけではない。汗かきなので、洗濯回数が増える。まず汗ふき用のハンカチタオル。ハンカチ売り場ではなく、タオル売り場にある「ハンドタオル」というタイプだ。これを、外出する際は最低でも三枚は持っていく。そして、おしぼりみたいにぐっしょりするまで使って、コンビニのポリ袋に詰め、持って帰る。真夏だと五枚は持ち歩く。それでも足りなくなることが多い。これを毎日洗濯するのだ。

もちろん、下着やTシャツも、一日に二回替えることも珍しくない。汗ぐっしょりになったあと、冷房のガンガンに利いた部屋に入るため、着替えないと風邪をひくのだ。

その他、体のサイズが標準じゃないというだけで、色々不便なことも多かった。

たとえば喫茶店やファミレスの椅子。ラウンド型の体を包み込むような椅子の場合、幅が狭くてお尻や腰が入らなかったり、きつくて痛かったりすることが多い。両側に肘掛があるタイプだと、特に厳しい。

また、テーブルとソファ、両方が床に固定されている場合、お腹がテーブルにつっかえて座れないこともある。そういうときは、案内されてから「すみません。ちょっと狭いから……」と恥ずかしい思いをしながら、席を代えてもらうしかない。

新幹線や飛行機の場合、広い座席は、かなり割高になる。新幹線の普通車や飛行機のエコノミー席は、普通の体型でも狭い印象がある。私の場合、肘掛をおろすと、本当にみっちり詰まっているカンジになってしまう。たまたま隣に座った人の視線も気になる。

私だって隣の席が汗かきのデブがふうふう言いながら狭そうに押し込まれていたら、イヤだろうと思う。そう思うと、ついグリーン車に乗ってしまうのだ。毎週出張してると、この出費も馬鹿にできない。

第三章で述べたとおり、飛行機では安全ベルトが締まらずに、乗務員さんにエクステンション・ベルトというのを持ってきてもらわないとダメだ。こんなベルトの存在、妊婦さんとお相撲さんとデブしか知らない。知っててもうれしくない。

オシャレな小さいカフェでもたいへんだった。テーブルの間隔が狭いと奥の席に行くのがたいへんんだ。でっかいお尻や体をなんとか縮めてテーブル間を歩くのは、まさにダンプカーで路地をすり抜ける気分。ここでもやはり気を遣う。

ベッドもシングルではダメだった。寝返りをうてばシングルだったら落ちる。良質のダブルベッドでないと体重の重みでマットレスがすぐ、へたってしまう。

自宅のソファやベッド、椅子は、今すぐ買い換えるものではないが、将来のことを思うと、コストダウンできたことになる。

大量生産・大量消費社会である。何であれ、規格外のものを買おうとすると、コストがかかる。それでも「人とは一味違ったものがほしい」という贅沢を楽しむ人もいる。が、自分の体重やサイズが規格外の場合、それは楽しみとは程遠い、「うれしくない出費」とストレスになってしまう。

しかし、いまやそんな生活も記憶の一部、はるかかなたの地球に置いてきた思い出だ。なにをするにも、いまの数倍の手間やお金がかかった世界。毎日がストレスで、そのストレスでさらに太ってしまう世界。そんな体重圏の呪縛から解き放たれて、いまの私は月世界にいる。

このダイエットをはじめて、途中の進歩や中間報告を自分のブログやｍｉｘｉの日記に書いた。多くの人が読んで、中にはさっそく「助走」や「離陸」、気が早く「上昇」した人もいる。

そしてびっくりするぐらい多くの人が「すごい！」「やせはじめた！」と感激のメールをくれたり、日記に書いてくれたりした。

しかし、あくまで自分のためのブログや日記なので、ちゃんとこのレコーディング・

ダイエットの「正しいスタート法」「各段階の注意」などを書いていなかった。

なにより、私自身がダイエットの最中なのに、まだ人に教えるなんて、と尻込みしていたのも事実だ。

しかし、自分自身が月世界に着陸し、何もかもが身軽になった。体も経費も手間もストレスも、それまでの何分の一にもなったことが実感できたのだ。

ダイエットは誰にでもできる。どんなダイエットでもやせる。ただ続けることが難しいだけ。でも、その難関もレコーディング・ダイエットなら克服できる。

そう確信できたから、この本を書きはじめた。


意志や根性は必要ない。「面白そう」と思ったら興味半分ではじめてくれるのでかまわない。

ダイエットは辛くてしんどいものじゃない。面白くて楽しくて、誰かに話さずにはいられないエキサイティングな体験なのだ。

たった一人で助走し、大地を蹴って大空へと旅立ち、蒼穹を駆け抜けて宇宙へと昇り、ついには月の世界から地球を見下ろす。

この爽快感と充実感は、他の何にも代えがたい。

どんな豪華な、ファーストクラスの世界一周旅行に比べても、ダイエットの旅のほうが豊かだ。

だって、豪華な旅行は、終わってみればいつもの日常といつものあなたが残るだけ。

どんな豪華なパーティーや買い物だって、一人になって服を脱いだら残るのは、いつものあなただけ。

でも、ダイエットの旅は違う。思い出深く、楽しく、そして誰もが聞きたがる「冒険譚（たん）」の終わりにあなたを待っているのは「生まれ変わった自分」なのだ。

「面白いかも」とほんの少しでも思ったら、試してみよう。

もう一度、気になった部分だけ読み直すのでもかまわない。

この本を読んだあなたは、もう昨日までと同じ生活を繰り返したくない、と思いはじめているのではないだろうか？

そう、この本を読んだその瞬間から、あなたの「助走」はもう始まっているのだ。

岡田斗司夫　1958（昭和33）年大阪府生まれ。作家・評論家。㈱オタキング代表。大阪芸術大学客員教授。著書に『「世界征服」は可能か？』など。［メール］gfg04070@nifty.com　［HP］http://www.netcity.or.jp/OTAKU/okada/

Ⓢ新潮新書

227

いつまでもデブと思うなよ

著　者　岡田斗司夫

2007年8月20日　発行
2007年9月5日　4刷

発行者　佐　藤　隆　信

発行所　株式会社新潮社

〒162-8711　東京都新宿区矢来町71番地
編集部(03)3266-5430　読者係(03)3266-5111
http://www.shinchosha.co.jp

図版製作　ブリュッケ
印刷所　錦明印刷株式会社
製本所　錦明印刷株式会社



ISBN978-4-10-610227-1　C0247

価格はカバーに表示してあります。

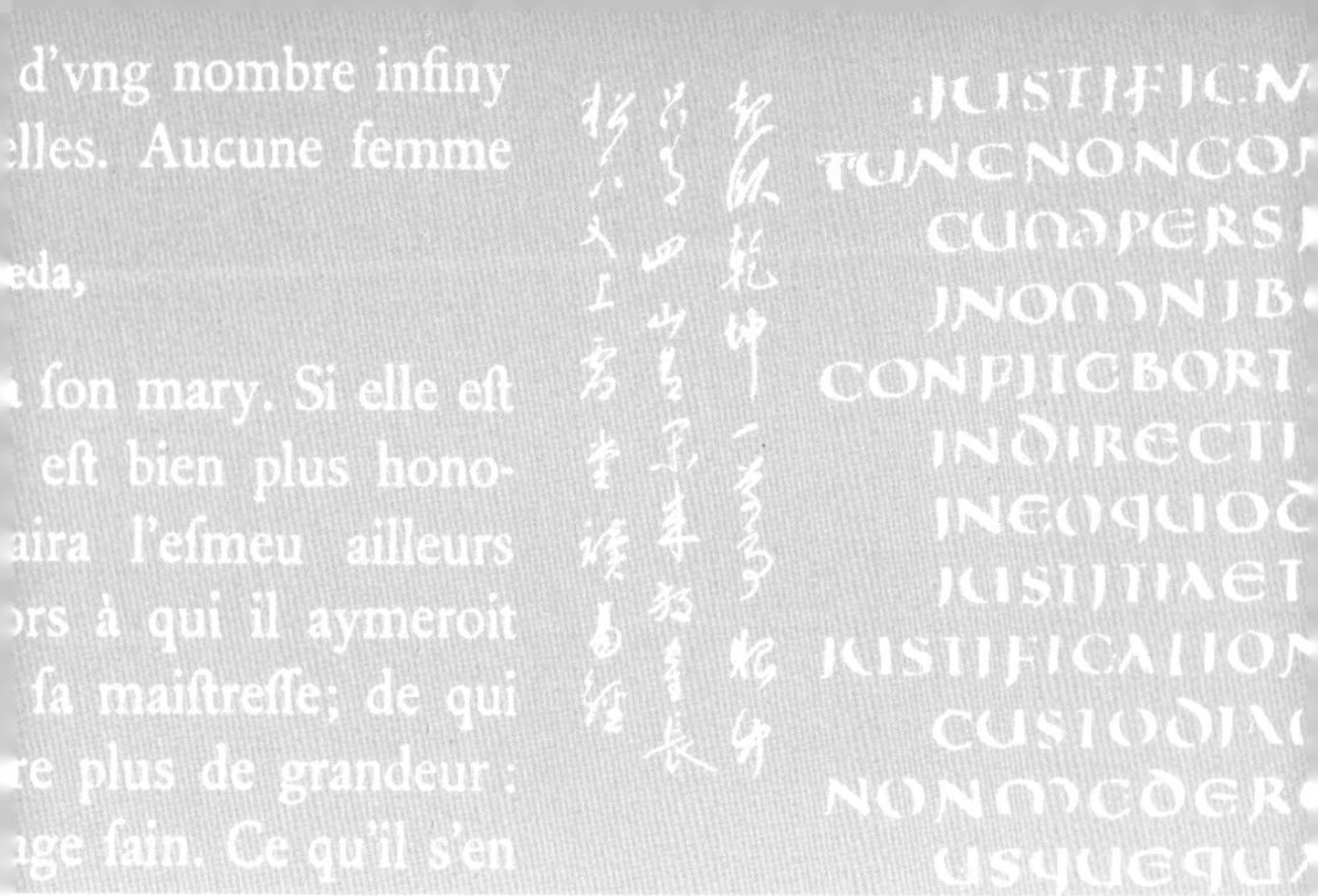
d'vng nombre infiny
elles. Aucune femme
a fon mary. Si elle eft
eft bien plus hono-
aira l'efmeu ailleurs
ors à qui il aymeroit
fa maiftreffe; de qui
re plus de grandeur :
age fain. Ce qu'il s'en

新潮新書

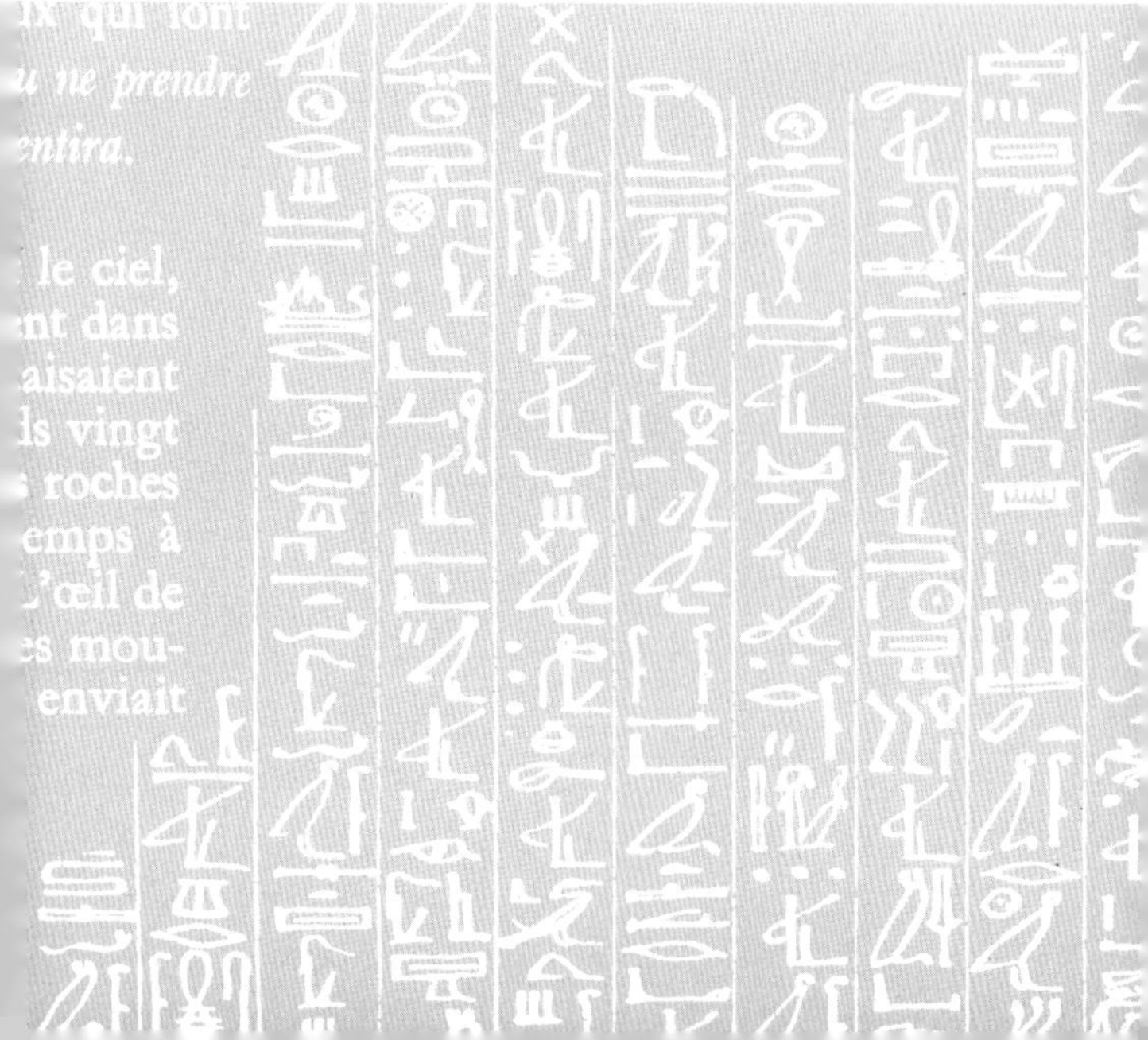
u ne prendre
le ciel,
nt dans
aisaient
ls vingt
roches
emps à
l'œil de
es mou-
enviait